KINDERLÄHMUNGEN

VON

PROFESSOR DR. **JULIUS ZAPPERT**

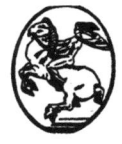

WIEN UND BERLIN
VERLAG VON JULIUS SPRINGER
1933

ALLE RECHTE, INSBESONDERE DAS DER ÜBERSETZUNG
IN FREMDE SPRACHEN, VORBEHALTEN
COPYRIGHT 1938 BY JULIUS SPRINGER IN VIENNA

ISBN-13: 978-3-7091-9714-1   e-ISBN-13: 978-3-7091-9961-9
DOI: 10.1007/ 978-3-7091-9961-9

Inhaltsverzeichnis.

Seite

Einleitung 1
Spinale Kinderlähmung (Poliomyelitis oder Heine-Medinsche Krankheit) 2
Geschichte 2
Epidemiologie 3
Jahreszeit 5
Altersverteilung 5
Geschlecht, Rasse, Wohlhabenheit 6
Art der Verbreitung 6
Virus und experimentelle Affenpoliomyelitis 10
Verbreitung und Ausscheidung des Virus im Körper 11
Pathologische Anatomie 12
Symptomatologie 13
  I. Inkubationsstadium 13
  II. Prodromalstadium 13
  III. Lähmungsstadium 16
    1. Die spinale Form 17
    2. Die pontinen und medullären Formen 21
    3. Die enzephalitische Form 22
    4. Die meningitische Form 23
Verlauf und Ausgang (Prognose 24
Diagnose 27
Prophylaxe 30
Therapie 31
Zerebrale Kinderlähmung 38
Pathologische Anatomie und die Entstehungsursachen 40
Symptomatologie 43
  A. Fälle mit vorwiegender Beteiligung pyramidaler Bahnen 44
    I. Die hemiplegischen Formen 44
    II. Die diplegischen Formen 48
    III. Die paraplegische Starre 52
    IV. Das Syndrom der Pseudobulbärparalyse 53
  B. Fälle mit vorwiegender Beteiligung extrapyramidaler Bahnen 55
  C. Imbezillität und Epilepsie 60
Differentialdiagnose 61
Therapie 63
Sachverzeichnis 67

Ärztebücherei der Bezirksärztekammer Nord-Württemberg
im
Institut für Auslandsbeziehungen Stuttgart

Einleitung.

Das Wort Kinderlähmung stammt noch aus der Zeit, in der man symptomatologische Krankheitsbilder aufstellte, ohne allzusehr nach deren Ursachen zu fahnden. Man bezeichnete damit alle in der Kindheit zum Ausdruck kommenden und dann während des ganzen Lebens fortbestehenden Lähmungen der Gliedmaßen, bei denen weder ein Fortschreiten der Lähmungen noch ein Hinzutreten anderer Symptome von seiten des Nervensystemes zu beobachten war. Erst viel später kam man dazu, sich für den Sitz dieser Kinderlähmungen zu interessieren und zu erkennen, daß die schlaffen, zu starker Abmagerung führenden Formen spinalen, die spastischen, ohne beträchtliche Atrophie einhergehenden zerebralen Ursprungs seien. Das immer mehr zunehmende Interesse, das man der spinalen Kinderlähmung zuwandte, führte zu der Feststellung, daß diese Krankheit stets erworben sei und auf einer Entzündung des Rückenmarkes beruhe. Die Bezeichnung spinale Kinderlähmung bekam dadurch eine scharfe Begrenzung und blieb einer einzigen, wohl charakterisierten Krankheit vorbehalten, die später auch die Benennungen Poliomyelitis oder Heine-Medinsche Krankheit erhielt. Hingegen faßt man als zerebrale Kinderlähmungen verschiedenartige Krankheitsformen zusammen, die auf mannigfachen Ursachen beruhen und nur das eine gemeinsam haben, daß sie als Defektheilungen nach Schädigungen des Gehirnes durch spastische Extremitätenlähmungen charakterisiert sind und keine Neigung zum Fortschreiten besitzen. Diese zwei ganz verschiedenen Gruppen der Kinderlähmungen werden im Folgenden in zwei Hauptabschnitten besprochen werden.

Spinale Kinderlähmung.
(Poliomyelitis oder Heine-Medinsche Krankheit.)
Geschichte.

Möglicherweise ist die spinale Kinderlähmung schon eine uralte Krankheit. Moro brachte letzthin die Abbildung einer altägyptischen Vasendarstellung aus dem 14. Jahrhundert vor Christo, auf der ein Mann mit einem verkümmerten gelähmten Bein und einer Krücke so eindrucksvoll abgebildet ist, daß man eine typische poliomyelitische Beinlähmung vor sich zu haben glaubt. Eine wissenschaftliche Erfassung der Krankheit erfolgte zum ersten Male durch den deutschen Arzt v. Heine, der in den Jahren 1840 und 1860 wertvolle Monographien über die Kinderlähmung veröffentlicht hat. Heine hatte schon den spinalen Charakter des Leidens vorausgesetzt, doch war diese Ansicht nicht in weite ärztliche Kreise gedrungen und man begnügte sich lange Zeit hindurch mit der nichtssagenden Bezeichnung der „essentiellen Kinderlähmung" für dieses ganz unklare Leiden. Als später französische Autoren an älteren Krankheitsfällen Rückenmarksatrophie und Nervenzellenschwund nachgewiesen hatten, konnte wohl an der spinalen Natur der Krankheit kein Zweifel mehr bestehen; doch wurde eine degenerative Erkrankung des Nervensystems angenommen und an dieser Meinung namentlich unter Charcots Einfluß auch festgehalten, nachdem eine Reihe von Untersuchern an frischen Fällen akut entzündliche Veränderungen hatte nachweisen können. Schließlich brach sich aber doch die richtige Auffassung von dem entzündlichen Charakter der spinalen Kinderlähmung durch und führte zu der recht zutreffenden Bezeichnung Poliomyelitis acuta anterior, womit die vorwiegende Entzündung in den grauen Vorderhörnern des Rückenmarks ($\pi o\lambda\iota o\varsigma$ = grau) gekennzeichnet werden sollte. Einen weiteren gewaltigen Fortschritt erfuhr die Lehre von dieser Krankheit durch den schwedischen Pädiater Medin, der in den Jahren 1887 und 1890 zum ersten Male das epidemische Auftreten der Krankheit und die Verschiedenartigkeit der klinischen Bilder erkannt hat. Trotz dieser vielfachen Studien über die Poliomyelitis kann man erst den schwedischen Arzt Ivar Wickmann als den Schöpfer unserer jetzigen Kenntnisse und Ansichten über diese Krankheit bezeichnen. In seiner im Jahre 1907 herausgegebenen Monographie baute er ein ganz neues Gebäude der von ihm als Heine-Medinsche Krankheit bezeichneten Kinderlähmung auf und schuf eine völlige Umgestaltung der Epidemiologie und Klinik des Leidens. Zahlreiche wissenschaftliche Arbeiter konnten seither neue Steine in das von Wickmann errichtete Gebäude einfügen, aber dessen Grundmauern stehen in derselben Form aufrecht, wie sie Wickmann geschaffen hat. Von nachhaltiger Bedeutung für die Poliomyelitisforschung war auch die experimentelle Übertragung der Krankheit auf Affen, die von dem Wiener Serologen Landsteiner (gemeinsam mit Popper) im Jahre 1908 ausgeführt wurde. Seither haben ungezählte ärztliche Beobachter ihre Erfahrungen über die Krankheit mitgeteilt — von allen sei nur der Schwede Wernstedt genannt — und in schwierigen Laboratoriumsversuchen (vorwiegend Flexners Schule in New York) die bedeutsamen mit der Krankheit zusammenhängenden experimentellen und immunbiologischen Fragen studiert. Ist man heute in bezug auf die Verbreitung und die Äußerungsform der Krankheit zu manchen abschließenden Ansichten gelangt, so bringt die Laboratoriumsforschung immer neue Probleme, deren Endziel in erster Linie die Beschaffung eines Heilmittels gegen diese grausame Kinderkrankheit bildet.

Epidemiologie.

Daß es auch schon in früheren Zeiten neben den sporadischen Fällen ein gehäuftes Auftreten der Kinderlähmung gegeben hat, ist kaum zu bezweifeln. Trotzdem darf man annehmen, daß die Epidemien, wie sie seit zirka 25 Jahren die ganze Welt durchzogen haben, in bezug auf ihre Intensität und ihre Ausdehnung eine neuartige Erscheinung darstellen. Die Bevölkerung wäre sicherlich in Angst versetzt und die Ärzte darauf aufmerksam gemacht worden, wenn innerhalb kurzer Zeit viele Hunderte und Tausende von der schweren Lähmungskrankheit befallen worden wären. Man darf wohl annehmen, daß die Poliomyelitis seit dem ersten Dezennium dieses Jahrhunderts ihren Charakter verändert und die Bedeutung einer verbreiteten Infektionskrankheit angenommen hat. Ohne auf den Weg näher eingehen zu wollen, den diese Epidemien im Laufe der Jahre gegangen sind, sei nur darauf hingewiesen, daß im Jahre 1905 Norwegen und Schweden, im Jahre 1907 New York (nach einem Sammelberichte über 25.000 Fälle) in den Jahren

1908/1909 Österreich, in den Jahren 1909 und 1910 Deutschland, und im Jahre 1910 Frankreich zuerst von größeren Epidemien heimgesucht wurden. Diese Länder waren seither wiederholt Sitz größerer und kleinerer Epidemien, wobei sich die Seuche zuweilen zwei Jahre hintereinander, zuweilen in größeren Intervallen zu höheren Erkrankungsziffern erhob. In den letzten Jahren haben insbesondere Epidemien in Rumänien, Ungarn, Kanada, Elsaß, Deutschland (namentlich Sachsen), Österreich, New York eingehendere Beachtung gefunden. Doch liegen auch aus weit entfernten Ländern und aus den Tropen Meldungen über eine Häufung von Poliomyelitisfällen vor, so aus Island, Malta, Neuseeland, Australien, Madagaskar, Panama, Porto Rico und anderen. Die Sanitätskommission des Völkerbundes hat sich mehrfach für die Poliomyelitisfrage interessiert und unter anderem eine Zusammenstellung der Poliomyelitisbewegung in den meisten Staaten aus den Jahren 1927 und 1929 veröffentlicht. Ich entnehme dieser Tabelle (angeführt in dem Sammelreferat Linder's) folgende Zahlen.

Auf 10.000 Einwohner kamen Poliomyelitisfälle in

	1927	1929
Schweden	6,3	15,4
Island	11,6	8,7
Rumänien	12,4	7,6
Kanada	6,8	7,6
Vereinigte Staaten	8,9	2,3
Deutschland	4,3	1,7
Österreich	2,2	1,7
England	2,3	1,6
Frankreich	0,8	0,5

In fast allen Staaten gilt die Poliomyelitis als anzeigepflichtige Infektionskrankheit. Es hat den Anschein, als ob einige Staaten Europas, die bisher relativ wenig von der Krankheit betroffen gewesen waren, in der jüngsten Zeit eine aufsteigende Erkrankungsziffer aufweisen; dies gilt für die Niederlande, Rußland und die Schweiz. Es hatte auch Österreich im Jahre 1931 die hohe Ziffer von 660 gemeldeten Fällen aufzuweisen. Epidemiologisch wichtig ist die wiederholt beobachtete Tatsache, daß in Gegenden, die stark von einer Epidemie betroffen worden waren, im darauffolgenden Jahre trotz Wiederauftretens der Krankheit in der Umgebung keine oder nur vereinzelte Fälle vorkommen. Im Jahre 1909 waren im Ausseer Bezirk (Gröbming) 56 Fälle, im Jahre 1910 ein Fall gemeldet worden; im Jahre 1931 waren in einigen

Gegenden Oberösterreichs 243, im Jahre 1932 in denselben Landstrichen (bis inklusive Oktober) 29 Fälle gemeldet worden. Ganz unabhängig von den größeren Epidemien sieht man zuweilen die **Häufung mehrerer Fälle in kleinen Dörfern, Internaten** usw., ohne daß weit und breit Fälle vorgekommen wären. Auch ganz **vereinzelte Fälle** sieht man manchmal, die man als **sporadische Form** der Poliomyelitis zu bezeichnen pflegt; allerdings können sie auch Vorläufer oder Nachzügler von Epidemien sein. Als eine sehr beachtenswerte Erscheinung, auf die von Wernstedt zuerst hingewiesen worden ist, muß die Tatsache hervorgehoben werden, daß in großen Epidemien oft ein **relativ stärkeres Ergriffenwerden der Landbevölkerung gegenüber den Stadtbewohnern** beobachtet worden ist. Wir werden uns mit dieser interessanten Tatsache noch zu beschäftigen haben.

Jahreszeit.

Die **Heine-Medin**sche Krankheit ist eine ausgesprochene **Sommerkrankheit**; recht übereinstimmend weisen die meisten Epidemien ein Einsetzen im Juni und Juli, einen Höhepunkt im August und September, und rasches Absinken im November auf. Doch spricht das Auftreten von Lähmungsfällen im Winter oder im Frühling keinesfalls gegen die Annahme einer Poliomyelitis. Es hat den Anschein, als ob eine Häufung von Fällen in der kalten Jahreszeit als Vorbote einer stärkeren Sommerepidemie zu werten sei.

Altersverteilung.

Wie schon der Name der spinalen Kinderlähmung zeigt, ist die Krankheit vorwiegend ein Leiden des **Kindesalters**. Das ist aber keineswegs immer der Fall. Es seien hier Zahlen aus der österreichischen Epidemie der Jahre 1908/1909 jenen der isländischen Epidemie aus dem Jahre 1927 gegenübergestellt.

Alter	Österreich	Island
0 bis 1 Jahr	11,4%	3,4%
1 bis 5 Jahre	63,8%	28,8%
5 bis 15 Jahre	20,4%	40,3%
15 bis 65 Jahre	4,4%	27,5%

Diese Zahlen ergeben ein beträchtliches Überwiegen der älteren Erkrankten in Island, wo wegen seiner Abgeschiedenheit wohl früher keine Poliomyelitis geherrscht hatte. Ganz ähnliche Unterschiede bestehen, wie Wernstedt gezeigt hat, zwischen der **Stadt- und Landbevölkerung**. In Schweden konnte er bei den Stadtbewohnern 61,8% Erkrankte unter 5 Jahren, 38,2% ältere nachweisen. Auf dem Lande waren 37,5% 1- bis 5jährige, 62,5% ältere Kranke. Auch auf diese epidemiologisch interessante Tatsache werden wir später zurückkommen.

Geschlecht, Rasse, Wohlhabenheit.

Aus den meisten Statistiken wird eine Bevorzugung des männlichen Geschlechtes bei Poliomyelitiskranken errechnet. So fanden Leegard (Norwegen) 55,3% männliche gegenüber 44,7% weiblichen Kranken, v. Bokay (Ungarn) ein Verhältnis von 53,5% zu 46,5%. Eckhardt (Kanada) 61,9% gegenüber 38,1%. Andere Zusammenstellungen geben keine so deutlichen Unterschiede und in einer von Linder angeführten Todesfallstatistik aus Deutschland (1919 bis 1929) ist ein Unterschied zwischen den Geschlechtern kaum nachweisbar. Weiters ist in Ländern, wo Angehörige verschiedener Rassen nebeneinander wohnen, aufgefallen, daß die Beteiligung an der Morbiditätsziffer einer Poliomyelitisepidemie nicht gleichmäßig war. So waren 1916 in New York unter 5496 Erkrankten nur 63 Neger, während nach dem Bevölkerungsschlüssel 108 Fälle zu erwarten gewesen wären. Diese scheinbare Minderempfänglichkeit der schwarzen Rasse ist aber tatsächlich nicht vorhanden. Müller berichtet, daß auf einer tropischen Insel in der Äquatorgegend bei einer Poliomyelitisepidemie über zehnmal so viel eingeborene Schwarze erkrankten als Europäer. Wir werden später sehen, daß sich die relative Mindererkrankung der Neger in New York anders erklären läßt als durch eine Rasseneigentümlichkeit.

Die Poliomyelitis ist keine Krankheit der Armen. Man findet in Epidemien Kinder reicher Familien betroffen, die abgeschlossen erzogen wurden und nicht mit anderen Kindern zusammengekommen waren. Ungünstige Wohnungsverhältnisse stehen in keiner Beziehung zur Häufigkeit der Erkrankungen. Ob bestimmte Berufszweige der Eltern die Erkrankung der Kinder begünstigen, ist zweifelhaft, obwohl mehrfache Mitteilungen dies behaupten; Bahnbeamte (Longhin et Aurian), insbesondere Schalterbeamte (Aidelsburger), Schuhmacher (Eichelburg), Fuhrwerker, Gastwirte wurden wohl mit Rücksicht auf ihren lebhaften Verkehr mit anderen Menschen als bevorzugte Überträger der Krankheit beschuldigt.

Art der Verbreitung.

Wickmann war wohl der erste, der im Jahre 1905 die Behauptung aufgestellt hat, die Heine-Medinsche Krankheit sei eine ausgesprochen kontagiöse Krankheit mit einer vom Mensch zu Mensch gehenden Übertragbarkeit. An kleinen schwedischen Gemeinden konnten er- und später Wernstedt tatsächlich den Zusammenhang aller Krankheitsfälle nachweisen, wobei den von Wickmann zuerst erkannten abortiven Fällen eine große Bedeutung zugeschrieben werden mußte. Untersuchungen anderer Autoren ließen in den stark bevölkerten Ländern Mitteleuropas und in Nordamerika Zusammenhänge zwischen den einzelnen Epidemieherden nicht erkennen, so daß die Kontagiositätstheorie in Mißkredit geriet. Erst als sich die mühselige, aber verläßlichere Laboratoriumsforschung dieser Fragen bemächtigte, konnte gezeigt werden, daß Wickmanns Ansicht nicht nur zu Recht bestehe, sondern eine viel weittragendere Bedeutung besitze, als ihr Entdecker ihr zugeschrieben hatte. Es gelang, einerseits nicht nur in der Nasenschleimhaut der Erkrankten, sondern auch in jener von gesunden Pflegepersonen das Poliomyelitisvirus nachzuweisen, und es wurde anderseits durch recht umständliche Versuche gezeigt, daß sich Immunstoffe gegen die spinale Kinderlähmung vielfach bei Menschen vorfinden, die nie eine derartige Krankheit durchgemacht hatten. Amerikanische Forscher, so namentlich Aycock und Kramer konnten entsprechend den epidemiologischen Erfahrungen zeigen, daß auf dem Lande die Immunitätsverhältnisse ungünstiger seien als in der Stadt, daß ferner — und darin liegt eine recht wichtige Tatsache — unter den nicht erkrankt gewesenen Menschen einer Stadt das Verhältnis der Immunen zu den Nichtimmunen dasselbe sei, ob nun die Untersuchten sich in der Nähe der Erkrankten oder in nicht verseuchten Stadtteilen aufgehalten hatten. Auch fanden sich in Gegenden, die lange Zeit ganz frei von einer Poliomyelitisepidemie gewesen waren, wie in den Südstaaten Nordamerikas zahlreiche Individuen mit Immunserum. Da die Immunität gegen Poliomyelitis sicher nicht angeboren vorkommt, wie dies Affenversuche und das Auftreten der Krankheit als Kinderkrankheit beweisen, so ist die große Verbreitung immuner Personen nur so zu erklären, daß eine **außerordentlich große Zahl gesundbleibender Keimträger die Krankheit von Mensch zu Mensch überträgt**, wobei es nur ausnahmsweise zu den typischen Krankheitsbildern, zumeist aber zur Bildung von Immunstoffen bei den befallenen Individuen kommt. Epidemiologisch ist diese Tatsache von grundlegender Bedeutung, weil sie — dasselbe gilt wahrscheinlich auch für Diphtherie und andere Krankheiten — die Frage berechtigt erscheinen läßt, ob bei diesen Krankheiten die ausgesprochenen Fälle tatsächlich den Ausgangspunkt für die Verbreitung der Krankheit darstellen, oder ob sie nicht nur relativ vereinzelte, vielleicht durch Virussteigerung oder durch individuelle Disposition bedingte

Spitzenleistungen der Infektionskrankheit bedeuten, die gegenüber den massenhaft verbreiteten latenten Infektionen epidemiologisch weniger wichtig seien.

Die durch die außerordentlich große Verbreitung gesunder Keimträger bedingte stille Feiung (v. Pfaundler) läßt manche der oben erwähnten scheinbar unverständlichen epidemiologischen Eigentümlichkeiten der Heine-Medinschen Krankheit begreiflicher erscheinen. Pfaundler vergleicht die stille Verbreitung der Krankheit durch Keimträger mit einem Gerüchte, das irgendwo auftaucht, binnen kurzem allgemein bekannt ist, ohne daß man sagen könnte, woher es gekommen sei und welchen Weg es genommen habe. Je dichter die Bevölkerung aneinander wohnt, desto mehr Gelegenheit besteht zu gegenseitiger Infizierung und damit zur Entstehung einer Immunität. In der städtischen Bevölkerung können daher mehr und jüngere Individuen immun werden als auf dem Lande, so daß eine Epidemie auf dem Lande auf eine größere Zahl nicht gefeiter Individuen auch aus älteren Altersstufen stößt als in der Stadt. In besonders eng belegten Wohnquartieren, wie in den Negervierteln New Yorks, wird die Immunisierungsmöglichkeit größer, die Erkrankungschance geringer sein als in spärlich besiedelten Wohnhäusern. Das Umgekehrte gilt von den isoliert gehaltenen Kindern der Reichen. In abgelegenen Ländern, wo die Möglichkeit einer stillen Feiung gering ist, wie in Island, wird eine Epidemie viele ungeschützte Individuen unter den Menschen jenseits des Kindesalters antreffen. Auch die Tatsache des Freibleibens durchseucht gewesener Gegenden bei einer nächsten Epidemie ist durch die stille Feiung dieser Gegend erklärlich. Hingegen können, wie oft beobachtet wurde, Sommergäste vereinzelt in solchen Gegenden erkranken, wenn sie in ihrer Heimat keine Gelegenheit zur Immunisierung gehabt haben („Reisedisposition" nach Husler). Die Übertragung der Krankheit durch gesund bleibende Zwischenträger ist auch durch eine große Reihe von Einzelfällen — beispielsweise Erkrankung des Kindes eines Chauffeurs, der einen Poliomyelitiskranken ins Spital geführt hatte, oder Erkrankung der Kinder von zwei Frauen, die nach einem Poliomyelitistodesfall einen Kondolenzbesuch gemacht hatten — sehr wahrscheinlich gemacht.

Die Art der Kontaktinfektion bei der spinalen Kinderlähmung ist nicht ganz sichergestellt, erfolgt aber wahrscheinlich durch die Atemluft, durch Tröpfcheninfektion. Dafür spricht, daß in der Nase und im Rachen von Poliomyelitiskranken Virus vorgefunden wurde. Der Virusnachweis ist allerdings bei der Poliomyelitis ein recht komplizierter, da er nur durch den Affenversuch möglich ist.

Sind auch durch die Annahme zahlreicher gesunder immunisierter Zwischenträger nicht alle Fragen der Epidemiologie der Heine-Medinschen Krankheit beantwortet, so sind dadurch doch viele Tatsachen unserem Verständnis nähergerückt, die sonst ganz rätselhaft geblieben wären.

Gegenüber der erwähnten Kontaktinfektion treten andere Übertragungsmöglichkeiten der Heine-Medinschen Krankheit an Bedeutung zurück, insoferne sie überhaupt in Betracht kommen. Die von einigen vermutete Krankheitsübertragung durch Haustiere kann abgelehnt werden, da keines unserer Haustiere für die Krankheit empfänglich ist (wie durch zahlreiche Versuche sichergestellt wurde) und da die nicht seltenen Lähmungskrankheiten der Tiere auf anderen Grundlagen beruhen. Daß Stechmücken das Virus Kranker auf Gesunde übertragen können, ist sehr unwahrscheinlich, da im Experimente der Nachweis von Virus im Blute sowie die subkutane Infizierung nur schwer gelingt, so daß eine Stechmücke im Blut kaum ein Virus fände und ein etwa gefundenes nicht leicht durch Hautstiche übertragen könnte. Das Vorkommen von Epidemien in den Häuserblocks der Großstadt spricht ebenso sehr gegen die Bedeutung von Mücken wie von Haustieren als Infektionsträger. Im Staube der Krankenzimmer wurde wohl einmal das Virus gefunden, dann aber bei Kontrollversuchen vermißt. Sicherlich handelt es sich um kein regelmäßiges reichliches Vorkommen; v. Wiesner und Leiner haben vor Jahren gezeigt, daß dünn aufgestrichenes Virus (Affenrückenmark) die Austrocknung nicht verträgt, was ebenfalls gegen die Bedeutung einer Staubinfektion spricht. Mehr Beachtung beansprucht die von dem schwedischen Hygieniker Kling vertretene Wassertheorie, nach welcher das Wasser der Flußläufe eine Rolle bei der Übertragung der Poliomyelitis spielen soll. Experimentell hat Kling mit seinen Mitarbeitern gezeigt, daß Poliomyelitisvirus durch den Darm ausgeschieden werden kann und daß bei Tieren die Infektion auf dem Darmwege gelingt; ferner konnte nachgewiesen werden, daß sich das Virus durch längere Zeit in gewöhnlichem Wasser hält. Hingegen gelang nie die Auffindung von Virus im Trinkwasser poliomyelitisverseuchter Gegenden. Abgesehen von den experimentellen Befunden stützt Kling seine Annahme auf das Studium der Ausbreitung der Epidemie, die sich nach seinen Erfahrungen insbesondere längs der Flußläufe, und zwar von oben herab vollziehe. Gegen diese Argumente wendet Wernstedt nicht mit Unrecht ein, daß sich in undicht bewohnten Ländern, wie es Schweden ist, der ganze Verkehr in den Flußtälern abspiele, so daß hier auch die Wege für die Kontaktinfektion der Menschen gegeben seien. Die Bevorzugung der kleineren, im Flußoberlauf gelegenen Ortschaften gegenüber den meistens größeren Siedlungen im unteren

Talabschnitte entspreche den Immunitätsgesetzen bei schwach und stark besiedelten Wohnstätten. Es muß tatsächlich festgestellt werden, daß sich in den stark bevölkerten Ländern Mitteleuropas Beziehungen von Epidemien und Flußläufen kaum erkennen ließen. Gelegentlich konnte man sogar nachweisen, daß sich eine Epidemie wohl in einem Flußtale ausbreitet, daß sie aber nicht am Ende des Flußverlaufes haltmacht, sondern in einer inmitten des Flußtales gelegenen Zweigstation der durch das Tal führenden Eisenbahn. Auch bei der angeblich durch Milch oder Butter bedingten Krankheitsübertragung ist der Einwand berechtigt, daß nicht das Nahrungsmittel als solches, sondern die Austräger, Verschleißer usw. als stille Keimträger für deren Verbreitung sorgten. Immerhin ist die Möglichkeit einer Krankheitsübertragung durch Flüssigkeiten nicht völlig ausgeschlossen, wenn auch gegenüber der menschlichen Kontaktübertragung wahrscheinlich kaum ins Gewicht fallend.

Virus und experimentelle Affenpoliomyelitis.

Mühsamen Untersuchungen, die zuerst von Flexner und Noguchi durchgeführt worden waren, ist es gelungen, aus virushaltigem Rückenmark winzige globoide Körperchen rein zu züchten, die auf Affen übertragen Poliomyelitis erzeugten. Vereinzelte Nachprüfungen ergaben einige Male dieselben Befunde, wobei es aber keineswegs sicher ist, ob die genannten kugeligen Körperchen die Erreger der Krankheit oder vielleicht nur Träger des Virus sind. Doch ist die Darstellung dieser Mikrokörper zu umständlich und zu unsicher, als daß man derartige Kulturen zu experimentellen Studien hätte benützen können, und die überaus umfangreiche Experimentalforschung über die Poliomyelitis verwendet fast ausschließlich virushaltiges Material (zumeist Rückenmark) von Menschen oder Affen.

Die Erzeugung einer Affenpoliomyelitis durch Einverleibung von Rückenmarksbrei eines an der Krankheit verstorbenen Menschen ist zuerst Landsteiner (gemeinsam mit Popper) 1908 geglückt und seither in unzähligen Versuchen immer wieder bestätigt worden. Am sichersten wirkt die intrazerebrale sowie auch die intraneurale, weniger verläßlich die intraperitonale, am unsichersten die intravenöse und intrakutane Injektion. Die Tiere erkranken durchschnittlich nach 9 Tagen (oft schon früher), zeigen alle verschiedenartigen Merkmale der menschlichen Erkrankung — außerdem eine marantische Form ohne nervöse Lokalsymptome — und gehen fast immer zugrunde. An Rückenmarkspartien solcher Tiere hat man die Eigenschaften des Virus genau studiert, ohne es rein darstellen zu müssen. Es handelt sich um ein invisibles Virus von weniger als 300 Mikren

Größe (Filtrierversuche), das Kälte, sogar Einfrieren, gut verträgt, hingegen bei halbstündiger Einwirkung von zirka 50^0 C abgetötet wird. In Glyzerin konnte man virushaltiges Material durch 10 Jahre lang wirksam erhalten. Wechselnd sind die Angaben der Forscher über die Beständigkeit des Virus in Affenpassagen. Während viele Untersucher über eine jahrelange Dauer berichten (Campbell und Mirsky sogar durch 20 Jahre), konnten rumänische Ärzte ein bald auftretendes plötzliches Versagen des Virus („autosterisables Virus"), andere Forscher wieder eine allmähliche Abschwächung, noch andere (Flexner und Amoss) ein wellenförmiges Verhalten der Virulenzstärke beobachten, das vielleicht mit dem Kommen und Gehen der Epidemien in Analogie steht. In Milch und Wasser hält sich das Virus durch längere Zeit. Neuartig sind Versuche von Olitzky, Rhoads und Long, nach denen das Virus im elektrischen Felde nach dem negativen Pol wandert und auf diese Weise nachweisbar angereichert werden kann. Eine Reihe von Chemikalien tötet das Virus oder schwächt es ab. Solche chemische, ferner thermische Verfahren sowie Infektionsmethoden, die nicht zum Tode führen, wurden in Anwendung gebracht, um Tiere zu immunisieren und mit dem Immunserum Versuche anzustellen, die für die Behandlung der Krankheit von Interesse sind.

Andere Tiere als die Affen haben sich für die Erzeugung einer experimentellen Poliomyelitis als ungeeignet erwiesen. Es ist auf das Studium gerade dieser Frage viel Arbeit verwendet worden, da es natürlich von sehr großem Werte wäre, wenn man von dem kostspieligen und für Europa schwer beschaffbaren Affenmaterial (in manchen nordamerikanischen Arbeiten wird von Versuchen an 500 Affen berichtet) loskommen könnte. Doch gelang es trotz mancher scheinbarer Erfolge nie, bei unseren Laboratoriumstieren so unzweifelhafte Impfresultate zu erzielen wie beim Affen.

Verbreitung und Ausscheidung des Virus im Körper.

Der Sitz des Virus im Körper ist vorwiegend das Rückenmark. Selbst bei intrazerebralen Injektionen an Affen ist das Gift bald von der Injektionsstelle verschwunden und im Rückenmark aufzufinden; manchmal tritt es später wieder im Gehirn auf. Der Liquor ist immer steril und bildet, wie experimentelle Untersuchungen gezeigt haben, keinen Verbreitungsweg für das infizierende Agens. Auch das Blut ist meistens keimfrei, so daß ein Bluttransport des Virus kaum in Betracht kommen dürfte. Am wahrscheinlichsten ist die Weiterführung des Virus durch die Nervenbahnen, vielleicht auch durch die in den Nervenscheiden verlaufenden Lymphgefäße. Dafür sprechen

Versuche, in denen bei intraneuraler Infektion der dem entsprechenden Nerven zugehörige Rückenmarksteil zuerst erkrankte, sowie die Möglichkeit, durch Abklemmen des dann peripher injizierten Nerven die Erkrankung zu verhindern. Als Ausscheidungsorgane kommen nach den Angaben der meisten Experimentalforscher die Nasenschleimhaut, die Tonsillen, die Speicheldrüsen, wohl auch der Darm in Betracht. Alle diese Nachweise sind schwierig und nicht unbestritten.

Pathologische Anatomie.

Das Affenexperiment bietet die Möglichkeit, Fälle vor und zu Beginn des Lähmungsstadiums frisch zu untersuchen. Es finden sich hiebei schon so frühzeitig Veränderungen in den großen **Vorderhornzellen** des Rückenmarkes und beginnende Rundzellen in diesen, daß man darin eine primäre toxische Schädigung der Ganglienzellen erblicken könnte. In weiteren Krankheitsstadien sind die Ganglienzellen erfüllt von den eingewanderten Rundzellen, es kommt schließlich zu einer Zerstörung der Nervenzelle, an deren Stelle sich ein Häufchen von Rundzellen befindet (Neuronophagie). Diese Neuronophagie ist eine sehr charakteristische Erscheinung bei der Poliomyelitis. Man spricht von einer Schädigung des ersten Neurons, die in einer Atrophie der motorischen Rückenmarkszelle, des von ihr ausgehenden motorischen Nerven, des Nervenendapparates im Muskel und weiterhin des Muskels selbst besteht. In ausgesprochenen Krankheitsfällen fällt schon makroskopisch die Hyperämie und Sukkulenz der grauen Rückenmarksubstanz auf. Die mikroskopische Untersuchung ergibt eine vorzüglich, aber nicht ausschließlich auf die graue Rückenmarksubstanz beschränkte Entzündung mit Erweiterung der Gefäße und reichlicher Rundzelleninfiltration, die sich teils längs der Gefäße und Lymphbahnen, teils in der Umgebung und innerhalb der Ganglienzellen ausbreitet. Die Intensität dieser Rückenmarkserkrankung, welche oft auf die Clarkeschen Säulen, die Hinterhörner, die weiße Substanz übergreift, ist am Hauptsitze der Erkrankung am stärksten, doch finden sich gleichartige, schwächer ausgeprägte Veränderungen auch in Rückenmarksabschnitten, die klinisch nicht als betroffen anzusehen waren. Dasselbe gilt von der Medulla oblongata und der Ponsgegend, in denen sich je nachdem, ob deutliche Hirnnervenlähmungen vorhanden gewesen waren oder nicht, schwere oder nur angedeutete Veränderungen derselben Art vorfinden. Auch die Großhirnrinde weist zuweilen kleine Herde kleinzelliger Infiltration auf. Die Meningen sind wohl hyperämisch, doch gehören Entzündungserscheinungen nicht zum Bilde der Heine-Medinschen Krankheit. In veralteten Fällen zeigt sich das Rückenmark schon beim bloßen Anblick an der Erkrankungsstelle ganz oder halbseitig atrophisch — was besonders an der Hals- und Lendenanschwellung sehr deutlich ist — die Vorderhörner sind verkümmert, ihre mikroskopische Untersuchung läßt ein gliöses Narbengewebe mit spärlichen Resten des Nervenzellengewebes erkennen. Auch die peripheren Nerven und Muskeln sind im Sinne einer atrophischen Degeneration verändert; an den Gelenken und in der Haut finden sich oft sekundäre Veränderungen vor, auf die wir bei Besprechung der klinischen Spätsymptome noch zurückkommen werden.

Symptomatologie.

Auffällige Beobachtungen brachten die Vermutung nahe, daß äußere die Widerstandsfähigkeit des Körpers herabsetzende Umstände das Auftreten einer Poliomyelitis begünstigen können. Als solche wurden starke Übermüdungen (z. B. durch Bergtouren, Schwimmkämpfe) und Operationen (namentlich Tonsillektomien) beschuldigt. Ein richtiger Beweis dafür ist schwer zu erbringen und Experimente, welche ähnliche Versuchsbedingungen schaffen wollten, blieben ohne deutlichen Erfolg. Man darf nicht vergessen, daß sportliche Überleistungen meistens in dieselbe Jahreszeit fallen wie die Poliomyelitis. Vielleicht gilt dies auch für die gewohnheitsmäßige Zeit der Mandeloperationen; doch sollen jedenfalls in Epidemiezeiten Tonsillenoperationen verschoben werden.

Man muß bei der Heine-Medinschen Krankheit wie bei anderen Infektionskrankheiten ein Inkubations-, Prodromal- und typisches Krankheitsstadium, in diesem Falle Lähmungsstadium, unterscheiden. In der neuesten Literatur wird viel von einem präparalytischen Stadium gesprochen, das knapp vor der Lähmung auftritt und wohl kaum von dem Prodromalstadium getrennt werden kann. Wenn früher sporadische Fälle beschrieben worden sind, bei denen eine poliomyelitische Lähmung ohne Vorboten aufgetreten ist („Paralysis of the morning"), so handelte es sich wohl um ganz seltene Fälle, vielleicht auch um nicht sehr scharfe Beobachtungen.

I. Inkubationsstadium.

Für die Beurteilung der Inkubationszeit bei der Poliomyelitis stehen einerseits Erfahrungen bei Familien- und Spitalerkrankungen, anderseits solche bei künstlich krankgemachten Affen zur Verfügung. Die ersteren Angaben schwanken zwischen 3 und 14 Tagen. Bei Affen hat man (nach intrazerebraler Infektion) meistens eine Inkubationszeit von zirka 9 Tagen gefunden, doch sah man auch hier

Schwankungen von wenigen Tagen bis zu vielen Wochen. Da im Tierexperiment die langen Inkubationszeiten wiederholt nach Infektionen mit abgeschwächtem Virus beobachtet wurden, ist die Annahme berechtigt, daß die Inkubationszeit der Poliomyelitis keine fixe Größe ist, sondern von äußeren Umständen abhängt, zu denen auch die Stärke des Virus gehört. Beim Menschen erschwert die Möglichkeit, daß sich gesunde Zwischenträger auch bei Familienerkrankungen zwischen die einzelnen Fälle einschieben, die Klarstellung der Inkubationszeit.

II. Prodromalstadium.

Das akute fieberhafte ‚Vorläuferstadium der Heine-Medinschen Krankheit kann recht verschiedenartig aussehen. Man findet gastrointestinale Syndrome mit Erbrechen, Bauchschmerzen, gehäuften schlechten Entleerungen, dann Anginen mit Schluckbeschwerden, Rötungen, Schwellungen, ja auch mit Belägen der Halsorgane, ferner influenzaartige Zustände mit Kopfschmerzen, Gliederschmerzen, sehr hohem Fieber. Alle diese Symptome erwecken leicht den Verdacht einer anderen Krankheit, veranlassen den Arzt zu einer günstigen Prognose und können, wenn sich zur Überraschung aller plötzlich Lähmungen einstellen, für den Arzt in gewisser Beziehung ebenso verhängnisvoll werden wie für das erkrankte Kind. Fieber ist immer im Beginne der Krankheit vorhanden. Selbst in jenen Fällen, die unscheinbar beginnen — man sieht dies zuweilen bei den später sehr bedrohlichen Landryschen Formen — zeigt die Fiebermessung mäßige Erhebungen. In der Regel ist aber die Temperatur gleich zu Anfang eine hohe, erreicht rasch 39 und 40^0 und verbleibt dann mit einigen Schwankungen auf dieser Höhe, sinkt manchmal kurz vor Auftreten der Lähmungen wieder ab, verschwindet aber meistens erst nach einigen Tagen. Wernstedt sah unter 413 Fällen in 13,3% ein Schwinden des Fiebers am dritten Tage, in 75,5% am siebenten Tage und in zirka 10% in späterer Zeit. Zuweilen sieht man ein Anschwellen, Absinken und abermaliges Steigen des Fiebers, was die Franzosen mit dem Ausdrucke „Dromedartypus" bezeichnen. Die Höhe des Fiebers läßt keinen Schluß auf die Schwere der Krankheit zu; nur manche mit Konvulsionen oder schwersten Allgemeinerscheinungen einhergehende Fälle von Hyperpyrexie sind als solche lebensgefährlich. Zu den Allgemeinerscheinungen des Prodromalstadiums gehören auch Schweißausbrüche, Kopfschmerzen, Gliederschmerzen, vielleicht auch eine Leukopenie mit vorwiegend lymphozytärem Typus. Die Dauer des Prodromalstadiums beträgt 2 bis 5 Tage, selten länger.

Wie schon erwähnt, treten recht häufig gleich zu Beginn oder am zweiten oder dritten Krankheitstage Symptome auf, die man als Zeichen einer Erkrankung des Zentralnervensystems oder als Vorläufer der Poliomyelitis auffassen darf. Man hat dieses Krankheitsstadium als **präparalytisches Stadium** bezeichnet. Da, wie wir hören werden, die Erkennung dieses präparalytischen Stadiums wegen des Einsetzens einer kausalen Therapie als wichtig angesehen wird, sollen dessen Merkmale etwas eingehender beschrieben werden.

1. **Fieber** meistens hoch.
2. **Nackensteifigkeit** ist ein manchmal sehr früh auftretendes Symptom; oft auf den Rücken ausstrahlend, so daß eine Steifigkeit bei allen Bewegungen des Rückgrates entsteht.
3. **Schmerzen** in den Gliedmaßen, namentlich in den Beinen, sind oft eines der ersten Merkmale einer beginnenden Poliomyelitis. Sie sind zuweilen so heftig, daß sie jede Bewegung des Kindes verhindern. Aus Furcht vor einer Untersuchung empfangen die Kinder den Arzt mit Schreien und wehren jede Untersuchung energisch ab; sie entleeren lieber den Harn ins Bett, ehe sie sich auf eine Leibschüssel heben lassen. Die oft bestehende Druckempfindlichkeit der Nervenstämme und die Hauthyperästhesie verleiten gar nicht selten zur Fehldiagnose einer Polyneuritis. Diese Schmerzen und auch die Furcht vor ihnen überdauern das Prodromalstadium und veranlassen manchmal das Kind zu einer psychisch bedingten Unbeweglichkeit, gegen welche die Energie des Arztes oder die geheimnisvollen Künste eines Kurpfuschers mitunter Wunder wirken. Wahrscheinlich beruhen die Schmerzen auf Reizungen der hinteren Rückenmarkswurzeln.
4. **Tremor und leichte Zuckungen** gehen den Lähmungen oft Stunden voraus.
5. Manchmal ist dieser Tremor von einer allgemeinen Muskelschwäche begleitet („**prämonitorische Muskelschwäche**" Bessaus), die auch allein auftreten kann.
6. Die **Nichtauslösbarkeit** eines **Patellarsehnenreflexes** oder ein ungleichmäßiges Verhalten auf beiden Seiten geht der Lähmung oft Tage voraus.
7. Der **Liquor** steht unter etwas erhöhtem Druck, ist meistens klar, manchmal schwach getrübt; das Sediment ergibt geringe Pleozytose, der Zuckergehalt ist nicht vermehrt, die Eiweißreaktionen ergeben eine geringe Steigerung des Eiweißgehaltes. Die Flüssigkeit ist vollständig steril. Die Zellen zeigen anfangs polynukleäre, später mononukleäre Bildung.

Man kann nicht sagen, daß eines dieser von verschiedenen Autoren angegebenen Symptome des präparalytischen Stadiums nur für Poliomyelitis charakteristisch sei. Jedes einzelne könnte bei

Enzephalitis, bei manchen Formen von Meningitis, ja selbst bei schweren fieberhaften Intoxikationen zur Beobachtung gelangen. Es sind daher Heilerfolge, die man durch Anwendung von Rekonvaleszentenserum in diesem Stadium erzielt haben will, mit Vorsicht aufzunehmen. Trotzdem sind die erwähnten Symptome beachtenswert und bilden namentlich in ihrer Kombinierung immerhin einen wichtigen Verdacht auf eine bevorstehende Poliomyelitis.

Neuere amerikanische Sammelforschungen schätzen allerdings die diagnostische Bedeutung des präparalytischen Stadiums nicht sehr hoch ein, indem sie nachweisen konnten, daß richtige Diagnosen in diesem Stadium ungefähr in derselben Häufigkeit gestellt wurden, wie bei der Poliomyelitis überhaupt.

An das Prodromalstadium schließt sich unmittelbar das Lähmungsstadium an. Davon gibt es Ausnahmen. Es kommen Fälle vor, bei denen die Krankheit sich sozusagen in den Prodromalsymptomen erschöpft, keine Lähmungen auftreten und sich baldige Gesundheit einstellt. Diese abortiven Formen der Heine-Medinschen Krankheit, welche Wickmann zuerst beschrieben hat, lassen sich bei gehäuften typischen Erkrankungen innerhalb einer Familie, eines Internates oder einer kleinen Ortschaft erkennen und sind wahrscheinlich sehr verbreitet. Sie werden namentlich dann der Diagnose zugänglich sein, wenn sie die oben erwähnten Merkmale des präparalytischen Stadiums darbieten.

III. Lähmungsstadium.

Die überaus mannigfache Symptomatologie des akuten Lähmungsstadiums der Heine-Medinschen Krankheit wird dadurch gekennzeichnet, daß das ganze motorische Zentralnervensystem von den Vierhügeln bis ins Sakralmark, zuweilen auch das Rindengrau des Großhirnes, von der Erkrankung befallen werden kann. Bei ganz frischen Fällen sieht man in der Regel ein größeres Muskelgebiet geschwächt als es dem später zu erkennenden Krankheitsbereiche entspricht. Wahrscheinlich sind die dem Hauptherde der Entzündung nahegelegenen Anteile des Rückenmarkes von Ödemen oder schwach ausgeprägten Entzündungen befallen, die sich dann aber wieder ganz zurückbilden.

Wickmann hat seinerzeit, um die von ihm zuerst erkannte wechselvolle Symptomatologie der Heine-Medinschen Krankheit zu charakterisieren, eine Reihe von Formen unterschieden. Mit kleinen Abänderungen kann man die Einteilung in folgenden Gruppen zusammenfassen:

1. Die spinale (inklusive der Landryschen Paralyse);

2. die bulbäre und pontine;
3. die enzephalitische;
4. die meningeale Form, wozu noch die oben erwähnten
5. abortiven Fälle hinzukommen.

1. Die spinale Form

Die vom Rückenmark ausgehenden Lähmungen sind bei der hier in Rede stehenden Krankheit so überwiegend, daß die Bezeichnungen **spinale Kinderlähmung und Poliomyelitis** noch immer allgemein gebräuchlich sind. Wickmann hat unter 808 Fällen 763 rein spinale Formen, Zappert unter 555 Fällen nur in 52 extraspinale Merkmale gefunden. Am weitaus häufigsten ist das **Lumbalsegment** des Rückenmarkes befallen (in Wickmanns Zusammenstellung in zirka zwei Drittel der Fälle), was sich in Lähmungen der unteren Extremitäten kundgibt. Es können komplette Lähmungen eines oder beider **Beine**, zumeist in Kombination mit Rückenmuskelparesen, oder häufiger Lähmungen einzelner Muskelgruppen vorhanden sein. Meistens sind einige Muskelgruppen stärker, andere weniger betroffen. Am häufigsten sind die Quadriceps- und die Peronealmuskeln, am seltensten der Musculus iliopsoas von der Lähmung befallen. Am **Arme** sieht man seltener als an den Beinen komplette Lähmungen; vollständige Lähmungen beider Arme sind große Raritäten wohl deswegen, weil ein so ausgedehnter Prozeß im Halsmark, wie er diesem Befunde zugrunde liegen müßte, auch das benachbarte Phrenicuszentrum in Mitleidenschaft ziehen und zum Tode führen würde. Am häufigsten sind an der oberen Extremität der Schultergürtel und die Oberarmbeuger befallen. Eine Beteiligung der **Rückenmuskulatur**, der **Bauchmuskeln**, der **Interkostalmuskulatur** findet man öfters bei schweren Lähmungsformen, fast immer mit Lähmungen der entsprechenden Extremitäten vereint.

Wenn man zu einem ganz frischen Poliomyelitisfall kommt, so ist es meistens nicht leicht, den Umfang und Grad der vorhandenen Lähmung festzustellen. Abgesehen von den oft vorhandenen Schmerzen und dem nicht zu unterschätzenden phsychischen Schock umfaßt die anfängliche Bewegungshemmung in der Regel ein größeres Gebiet, als es den tatsächlich betroffenen Muskelgruppen entspricht. Nach wenigen Tagen gelingt es zumeist, das erste und wichtigste Symptom der Poliomyelitis, die **Lähmung**, zu erkennen und die hauptsächlich betroffenen Muskelgruppen festzustellen. Je älter das Kind ist, desto eher wird natürlich die Prüfung auf die gestörte Funktion einzelner Muskeln Erfolg haben. Über den Grad der Funktionsstörung kann man in den ersten Tagen kaum zu einem sicheren Urteil gelangen, da auch scheinbar **hochgradige Lähmungen Neigung zur Besserung** besitzen.

Das zweite Hauptsymptom der poliomyelitischen Lähmung, die **Atrophie**, ist manchmal, beispielsweise an den fettgepolsterten Oberschenkeln von Säuglingen, erst spät erkennbar, in anderen Fällen, beispielsweise an der Schulter, wo sich die normale Körperlinie durch die Abmagerung des Deltoideus schnell verändert, bald festzustellen; sie bleibt im weiteren Krankheitsverlauf nie aus und führt gemeinsam mit der Funktionsstörung zu einem Tonusverlust der befallenen Muskeln, der sich in der für die Spinallähmung sehr bezeichnenden **Schlaffheit der** befallenen **Gliedmaßen** kundgibt.

Das dritte Kardinalsymptom der poliomyelitischen Lähmung ist die **Veränderung der elektrischen Erregbarkeit**; sie stellt sich — zuweilen nach einer kurzen Periode der Übererregbarkeit — innerhalb der ersten zwei Wochen ein und führt bei den stärkstbetroffenen Muskeln zu völliger Unerregbarkeit gegenüber erträglichen galvanischen oder faradischen Strömen. In weniger geschädigten Muskeln tritt auf starke galvanische Ströme eine träge Zuckung, seltener außerdem eine Entartungsreaktion im Sinne des Überwiegens der Anodenströme, also der Öffnungszuckungen, auf. Prognostisch ist die Veränderung der elektrischen Erregbarkeit vorwiegend im Beginne der Krankheit verwertbar, da Muskeln, die auf Elektrizität überhaupt reagieren, bessere Erholungsaussichten geben als völlig unerregbare.

Ein sehr wesentliches viertes Symptom der spinalen Kinderlähmung ist der **Reflexverlust** an den befallenen Gliedmaßen. Allerdings gibt es hiebei manche Eigentümlichkeiten, die man kennen muß, um nicht in diagnostische Irrtümer zu verfallen. Daß der **Verlust der Patellarreflexe** eines der frühesten Merkmale der Krankheit ist, wurde bereits bei Besprechung der Frühsymptome erwähnt. Bemerkenswert ist, daß sich der Patellarreflex selbst dann abschwächt oder erlischt, wenn nicht die Beine der Sitz der Lähmung sind; allerdings pflegt er dann bald wieder aufzutreten. Sicher und dauernd schwinden die Sehnenreflexe dort, wo die entsprechenden Muskelgruppen von der Lähmung betroffen sind, also der Patellarsehnenreflex bei Schädigung des Quadriceps, der Achillessehnenreflex bei Lähmung der Wadenmuskeln, der Tricepsreflex bei Streckerlähmung des Oberarmes. Außerhalb dieses Hauptzentrums der Lähmung können die Reflexe aber erhalten, ja sogar gesteigert sein. So findet man zuweilen bei fehlendem Patellarreflex eine Steigerung des Achillessehnenreflexes derselben Seite, bei einseitiger Beinlähmung auf der anderen Seite lebhafte Reflexe, bei Armlähmung gesteigerte Beinreflexe derselben Seite. Man kann diese auffallende Erscheinung wohl nur so erklären, daß im Rückenmarkanteil der Haupterkrankung neben der grauen Substanz auch die angrenzenden Pyramidenbahnen betroffen werden und daß dann partielle absteigende Degenerationen auftreten, wie man sie z. B. bei Querschnittsmyelitis antrifft. Man muß diese Tatsachen kennen, um vor Irrtümern bewahrt zu werden. Mir selbst sind solche Fälle von erfahrenen Kollegen mit der Diagnose einer kombinierten spinalen und zerebralen Lähmung vorgeführt worden. Die **Hautreflexe** zeigen kein konstantes Verhalten. Sie pflegen zwar bei Lähmung der entsprechenden Muskeln zu fehlen, doch gibt es auch hier Ausnahmen, namentlich betreffs des Bauchdeckenreflexes.

Neben den Extremitätenmuskeln werden jene des **Stammes** gar nicht selten von Lähmungen befallen; meistens kombinieren sich Lähmungen des Rumpfes mit solchen der Gliedmaßen. Zuweilen treten die Lähmungen des Rumpfes stark in den Vordergrund. So sah ich einmal unter sehr hohem Fieber eine Parese der **Interkostalmuskeln** einsetzen, die zu Dyspnoe und zu diffusen Rasselgeräuschen über beiden Lungen geführt hatte. Man hätte an einen schweren Lungenprozeß denken müssen, aber nach zwei Tagen erholten sich die Atmungsmuskeln, die Lunge wurde ganz frei und es stellte sich eine poliomyelitische Beinlähmung ein. In einem anderen Falle, einen älteren Jungen betreffend, war nach einer überaus schweren Erkrankung neben Extremitätenlähmungen eine Parese der Interkostalmuskeln zurückgeblieben. Der Junge atmete nur mit dem Zwerchfell und ging ein halbes Jahr später an einer banalen Schnupfeninfektion zugrunde.

Die **Rückenmuskulatur** ist sehr oft im Beginne mitbetroffen, erholt sich aber in der Regel. Bleibt sie ein- oder beiderseitig oder im Beckenabschnitte bestehen, so kommen schwere Verkrüppelungen zustande.

Ausgedehnte Lähmungen der **Bauchmuskulatur** führen zu Auftreibung des Bauches und erschweren mangels einer Bauchpresse die Defäkation. Einseitige oder partielle Paresen der Bauchmuskeln haben hernienartige Auftreibungen einzelner Teile des Abdomens zur Folge. Komplette Querschnittslähmungen im Sinne einer **Myelitis transversa** mit spastischen Lähmungen, Anästhesien der Beine und Blasenstörungen sind im Rahmen der Poliomyelitis beschrieben worden. Goebel berichtet auch von einer Beobachtung Strümpells, der auf Grund von komplizierten sensiblen Störungen eine Poliomyelitis acuta posterior diagnostizierte.

Schließlich sei noch jene besonders maligne Form der Poliomyelitis erwähnt, die man als **Landrysche Paralyse** bezeichnet und die leider keine Seltenheit darstellt. Mit manchmal nur geringen

Prodromalsymptomen tritt eine Lähmung an einer oder an mehreren Extremitäten auf, meistens an den Beinen, zuweilen auch am Arme, die Lähmung greift rasch weiter, geht auf die Gliedmaßen, den Stamm, die Interkostalmuskulatur über und führt schließlich durch Befallenwerden des Zwerchfells zur tödlichen Atemlähmung. Der ganze Krankheitsverlauf hat etwas erschütternd Plötzliches. Gesunde, kräftige Menschen, meistens solche jenseits des Kindesalters, werden innerhalb weniger Tage dahingerafft, wobei das Bewußtsein oft bis zum Tode klar oder durch Kohlensäureintoxikation nur wenig alteriert ist. Noch trauriger sind allerdings jene Fälle, bei denen die Lähmung vor Erreichung des Phrenicuszentrums stillsteht und ein Dauerzustand völliger Körperlähmung zurückbleibt. Auf die mehrfach diskutierte Frage, ob alle Fälle von Landryscher Paralyse auf einer solchen Poliomyelitis fulminans beruhen oder ob eine Polyneuritis oder andere Ursachen denselben Symptomenkomplex hervorzurufen vermögen, sei hier nicht näher eingegangen.

Daß sensible Störungen in Form von Schmerzen, Hyperästhesien, Druckempfindlichkeit der Nervenstämme vorkommen, wurde bereits erwähnt. Vielleicht gibt es im ganz akuten Stadium noch andere ausgedehntere Störungen der Empfindungssphäre, die bei den kleinen Kindern der Untersuchung unzugänglich sind. Im weiteren Krankheitsverlauf schwinden alle sensiblen Anomalien vollständig. Blasen- und Mastdarmstörungen gehören nicht zum Bilde der spinalen Kinderlähmung. Das im Beginn der Krankheit zuweilen beobachtete Einnässen dürfte meistens psychischer Natur sein. Doch ist eine vorübergehende oder dauernde Störung des sakralen Blasenzentrums durch die Poliomyelitis nicht ausgeschlossen und hat in ganz seltenen Fällen zu einer Dauerlähmung der Blase geführt. Französische Autoren nehmen auch eine Beteiligung des vegetativen Systemes an der poliomyelitischen Erkrankung an und erklären damit manche viszerale Begleitsymptome, so die gelegentlich beobachtete Pseudoappendizitis. Das Blutbild ist nicht charakteristisch verändert. Die von einigen angenommene initiale Lymphozytose wurde nicht allgemein bestätigt. Auch eine gelegentlich aufgefundene Verkürzung der Blutkörperchensenkungsgeschwindigkeit kann kaum als bezeichnendes Krankheitssymptom angesehen werden. Hingegen verdient die von mehreren Autoren festgestellte Blutgruppenverteilung größere Beachtung; es wurden die meisten Fälle der Krankheit einer bestimmten Gruppe (A), viele einer anderen Gruppe (O) zugehörig gefunden, während auffallenderweise einer dritten Gruppe (AB) gar kein Fall zufiel. Weitere Untersuchungen müssen zeigen, ob es sich hiebei um einen Zufall oder eine Gesetzmäßigkeit handelt.

2. Die pontinen und medullären Formen.

Die motorischen Hirnnervenkerne können ebenso wie die Rückenmarkszellen von dem poliomyelitischen Prozeß befallen werden. Dementsprechend findet man Lähmungen aller motorischen Hirnnerven, deren Zugehörigkeit zum Krankheitsbilde der Heine-Medinschen Krankheit allerdings nur in Epidemiezentren oder bei Kombinierung mit spinalen Lähmungen festzustellen ist. Affektionen der Vierhügel führen zu Oculomotorius- und Trochlearislähmungen, wie sie hie und da in Poliomyelitisepidemien beobachtet worden sind. Häufiger sind Erkrankungen der Ponsgegend, die zur typischen Encephalitis pontis, d. h. zu gleichseitiger Abduzens- und Fazialislähmung und Extremitätenbeteiligung (seltener Hemiplegie der anderen Seite als Unsicherheit beim Gehen, Reflexsteigerung, Ataxie) führen. Solche Fälle hat man auch im Affenexperiment nachweisen können.

Viel diskutiert ist die Frage, ob eine reine „periphere Fazialislähmung" auf dem Boden einer Heine-Medinschen Krankheit vorkommen kann. Daß durch Erkrankung des Fazialiskernes eine Lähmung einer Gesichtshälfte mit Entartungsreaktion und Abmagerung, also ein der „peripheren" Gesichtslähmung entsprechendes Krankheitsbild entstehen könne, ist nicht zu bezweifeln. Wenn nun eine solche Lähmung unter fieberhaften Prodromalerscheinungen zu Zeiten einer Poliomyelitisepidemie auftritt, so ist die Annahme einer Zugehörigkeit zu dieser Krankheitsgruppe wohl berechtigt. Aber es wäre verfehlt, eine jede periphere Fazialislähmung als Ausdruck einer poliomyelitischen Infektion anzusehen, wie dies hie und da erwogen wird. Wir müssen zugestehen, daß die Zuteilung mancher Fälle von „peripherer" Fazialislähmung in die Poliomyelitisgruppe wohl neue Ausblicke eröffnet, daß wir aber noch weit davon entfernt sind, etwa Sicheres über die Genese dieser Krankheit zu wissen.

Sehr ernste Krankheitsbilder entstehen bei Ergriffenwerden der Medulla oblongata und Auftreten bulbärer Symptome. Störungen des Sprechens, Kauens, Schluckens, der Bewegungen des Mundes und der Zunge sind die rasch auftretenden alarmierenden Symptome dieser Erkrankung, die oft — gar nicht selten unerkannt und verdeckt unter einem hochfebrilen zerebralen Krankheitsbilde — infolge von Atemlähmung zum Tode führt. Auch „absteigend" nach anfänglicher Fazialis- und Abducenslähmung kann dieses bulbäre Syndrom zustande kommen. Daß sich dieses Krankheitsbild auch ausnahmsweise trotz Ausprägung aller Symptome subakut und harmlos abspielen kann, habe ich selbst vor vielen Jahren an einem $5^1/_2$jährigen Kinde beobachtet.

Primäre Paresen der Kehlkopfmuskulatur sind beobachtet worden und bieten ein anfangs schwer verständliches, an Kehlkopfstenose erinnerndes Krankheitsbild. Ist vorher zufällig eine Angina mit kleinen Belägen als prodromales Symptom vorangegangen, so ist die Fehldiagnose eines diphtherischen Krupps verständlich; selbst die Tracheotomie wurde früher hie und da bei solchen Fällen vorgenommen. In einem mir bekannten überlebenden Fall ging die Parese der Kehlkopfmuskeln zurück und es stellten sich spinale Lähmungen ein, welche den Fall klarstellten.

Von anderen seltenen, schwerer zu deutenden Hirnnervensymptomen seien noch die Neuritis optica (zuweilen mit nachfolgender Opticusatrophie) und vorübergehende Gehörstörungen erwähnt. Häufiger findet man Strabismus und Nystagmus unter den Frühsymptomen der Krankheit. Es sei auch noch auf das Vorkommen okulopupillärer Symptome (meistens Erweiterung der Lidspalte und der Pupille) bei Erkrankungen des Zervikalmarkes hingewiesen.

3. Die enzephalitische Form.

Seitdem v. Strümpell und Medin bei Poliomyelitisepidemien auch Fälle mit zweifellosen Großhirnsymptomen vorgefunden hatten, ist die Zugehörigkeit solcher enzephalitischer Formen zur Heine-Medinschen Krankheit, für die auch Wickmann Beispiele bringt, kaum zu bezweifeln. Im Tierexperiment ist die Entstehung einer zerebralen (hemiplegischen) Poliomyelitis nicht geglückt, wohl aber die Erzeugung einer typischen spinalen Lähmung durch Injizierung von Gehirnbrei eines an poliomyelitischer Enzephalitis verstorbenen Menschen. In der letzten Zeit sind allerdings die Mitteilungen über eine derartige „poliomyelitische" Enzephalitis seltener geworden, da ihre Trennung von den gehäuft vorkommenden postinfektiösen und spontanen Enzephalitiden äußerst schwierig ist. Klinisch ist die hier erwähnte Form der Enzephalitis durch eine zur zerebralen Kinderlähmung führende Hemiplegie, manchmal auch durch vorübergehende Halbseitenerscheinungen bei Hirnnervenlähmungen (Enzephalitis pontis) gekennzeichnet. Manchmal sieht man auch ausgesprochene ataktische Symptome, die Wickmann zur Aufstellung einer ataktischen Form der Heine-Medinschen Krankheit veranlaßt haben; eine Beziehung zum Kleinhirn ist bei diesen recht seltenen Fällen nicht nachgewiesen worden. Tremor, den wir als Initialsymptom kennengelernt haben, kann auch während späterer Krankheitsperioden auftreten. Zu den zerebralen Symptomen gehören auch die **Konvulsionen**, die namentlich bei kleinen Kindern nicht selten die Krankheit einleiten, sich wiederholen und als ernstes Zeichen zu werten sind. **Schlafsucht** und **Somnolenz** sind ebenfalls nicht selten zu beobachten.

4. Die meningitische Form.

Daß Wickmann eine eigene meningitische Form der Heine-Medinschen Krankheit aufgestellt hat, ist durchaus berechtigt, denn man sieht innerhalb von Epidemien tatsächlich Fälle — insbesondere bei kleinen Kindern — die durch schwere meningeale Symptome, wie Nackensteifigkeit, Erbrechen, Unruhe, Kernig, manchmal Konvulsionen gekennzeichnet sind. Diese meningealen Krankheitsbilder können dreierlei Verlauf nehmen: sie heilen binnen kurzem glatt aus und sind dann als eine abortive Form mit meningealem Einschlag aufzufassen, oder sie führen unter Hyperpyrexie, Somnolenz, Krämpfen zum Tode, oder aber sie lassen allmählich nach und werden von Lähmungen abgelöst. Zuweilen verläuft die meningeale Form der Heine-Medinschen Krankheit subakut mit mäßigen Temperaturen und wird gelegentlich als tuberkulöse Meningitis angesehen; die schließliche Heilung bietet dann eine große Überraschung. Für die meningeale Form der Heine-Medinschen Krankheit gilt dasselbe wie für die enzephalitische; sie ist nur zu diagnostizieren, wenn sie innerhalb ausgesprochener Epidemien von Poliomyelitis vorkommt oder wenn sie mit poliomyelitischen Lähmungen kombiniert ist. Denn es können nicht nur Erkrankungen, die man zur Enzephalitis zu zählen geneigt ist, wie beispielsweise die postvakzinale Enzephalitis, unter dem Bilde der akuten oder subakuten Meningitis verlaufen, sondern eine in letzter Zeit genau studierte (Walgren, Eckstein, Schneider u. a.) „aseptische seröse Meningitis" kann sogar als selbständige Krankeit epidemisch auftreten. Diese Meningitisform befällt Kinder und Erwachsene, weist Fieber und deutliche meningeale Symptome auf, hat einen wasserhellen sterilen zellhaltigen Liquor und heilt in der Regel vollständig aus. Ob man es hier mit einer selbständigen Infektionskrankheit, mit einem der Enzephalitis- oder der Poliomyelitisgruppe zugehörigen Syndrom zu tun hat, ist unklar und konnte auch durch einen von Eckstein und Hottinger erhobenen Sektions- und histologischen Befund nicht sichergestellt werden. Trotz aller dieser diagnostischen Schwierigkeiten kann an dem Vorkommen einer meningealen Form der Heine-Medinschen Krankheit nicht gezweifelt werden; es scheint, daß sie in manchen Epidemien besondern gehäuft auftritt, wie dies beispielsweise der französische Arzt Schreiber in seinem Buche hervorhebt.

Verlauf und Ausgang (Prognose).

Die Heine-Medinsche Krankheit ist eine sehr gefährliche Krankheit, die leider eine hohe Mortalitätsziffer aufweist. Wenn diese Zahlen, die früher zwischen 15 und 25% geschwankt haben, in den letzten Epidemien geringer geworden sind (7 bis 9%), so ist es sehr fraglich, ob darin der Ausdruck einer Besserung des Epidemiecharakters oder nicht vielmehr einer eingehenderen Erfassung aller Krankheitsfälle zu erblicken ist. Vielleicht ist auch, wie Kling meint, die Bösartigkeit der Krankheit verschieden, je nachdem sie ein schon durchseuchtes oder ein bisher verschont gebliebenes Land befällt. Überall ist erkennbar, daß die Lebensaussichten umso schlechter werden, je älter der Erkrankte ist; dadurch ist auch die erwähnte Annahme Klings verständlich, da ja in nicht durchseuchten Gebieten besonders viele ältere Menschen an der Poliomyelitis erkranken. Die Krankheitsformen, unter denen das Leiden am häufigsten zum Tode führt, sind die Landrysche Paralyse und die meningitische Form, die Landrysche Form bei Individuen an und oberhalb der oberen Grenze der Kindheit, die meningeale bei Kleinkindern. Aus meinen Zusammenstellungen geht hervor, daß von den Kranken bis zum 10. Jahre 4,5%, von älteren 13,7% an Landrycher Paralyse zugrunde gegangen sind, während von 25 unter meningitischen Symptomen verstorbenen Kindern 18 unter 4 Jahren alt waren. In all diesen Fällen erfolgt der Tod rasch, innerhalb der ersten Krankheitstage. Doch können auch gewöhnliche Lähmungsfälle bei schubweisem Verlaufe ungünstig enden, namentlich wenn die Atmungsmuskulatur in Mitleidenschaft gezogen wird. Daß Dauerlähmungen der Interkostalmuskeln eine stete Lebensgefahr in sich schließen, wurde bereits erwähnt.

Sind schon die Zahlen für die Letalität schwer festzustellen, so ist eine zahlenmäßige Angabe von Heilungen fast ausgeschlossen. Aus früheren Epidemien hat man 5 bis 22% Heilungen errechnet, neuere Angaben führen phantastisch hohe Ziffern (nach Serumbehandlung) an. Es ist außerordentlich schwer zu sagen, welche abortiven oder meningealen Fälle man der Poliomyelitis zurechnen darf, und dementsprechend sind Heilungsstatistiken auf durchaus subjektiven Schätzungen aufgebaut. Dazu kommt, daß über den Begriff der Heilung die Meinungen recht schwankend sein können. Mir sind oft „vollkommen geheilte" Fälle von Poliomyelitis vorgestellt worden, bei denen geringgradige Atrophien und Reflexverluste vorhanden waren. Immerhin müssen wir froh sein, daß eine nicht geringe Zahl von Fällen so ausheilt, daß die zurückbleibende Störung den Patienten nicht schädigt oder in seiner Beweglichkeit wesentlich stört. Leider ist dies aber nur in einer relativ geringen Zahl der an Poliomyelitis Erkrankten der Fall. Die Mehrzahl der Kranken gerät in einen Zustand der Dauerlähmung, der ja meistens mit Krüppelhaftigkeit identisch ist. Zur Illustrierung der Rolle, welche die Poliomyelitis bei den Körperverunstaltungen spielt, dienen einige Zahlen. Biesalski berechnet die (1925/26) in Deutschland befindlichen durch Kinderlähmung bedingten Krüppel auf rund 28.600. Wernstedt schätzt die in den Jahren 1905 bis 1916 in den zivilisierten Staaten an Poliomyelitis Erkrankten auf rund 70.000; davon kann man je 10.000 als geheilt und als gestorben annehmen, so daß 50.000 Menschen zurückbleiben, die innerhalb dieser Zeit zu Krüppeln geworden sind. Der verdienstvolle deutsche Krüppelfürsorgearzt Eckhardt berichtet, daß nach einer recht genauen Statistik in Massachusetts 35% aller Verkrüppelungen auf Poliomyelitis zurückzuführen seien.

Selbstverständlich ist der für das Individuum erwachsende Schaden je nach dem Sitze und der Schwere der Lähmung verschieden.

Am Arme äußert sich das Stadium der Dauerlähmung meistens in einer hochgradigen Atrophie des Schultergürtels namentlich des Deltoideus, die so beträchtlich zu sein pflegt, daß die Knochen des Schulterskeletts scharf konturiert hervortreten und der Unterschied gegenüber der Schulterwölbung an der gesunden Seite deutlich vor Augen tritt. In der Regel besteht ein Schlottergelenk der Schulter, meistens sind die Schulter- und Oberarmknochen atrophisch. Sehr oft ist die Schultermuskellähmung mit einer Lähmung der Beuger des Oberarmes vereint. Seltener ist der ganze Arm gelähmt und hängt dann als schlaffes unbewegliches Anhängsel herab. Da in diesen Fällen und in den recht seltenen isolierten Vorderarm- oder Handmuskellähmungen meistens alle in Betracht kommenden Muskeln gelähmt sind, gehören Deformitäten und Kontrakturen nicht zum Bilde der poliomyelitischen Lähmung dieser Gegend.

Am Beine macht sich das Endstadium durch Atrophien und Gehstörungen bemerkbar. Sind beide Beine komplett gelähmt, so hängen sie als verkürzte, verkümmerte, schlaffe Anhängsel am Rumpfe herab und sind für jede Funktion unbrauchbar. Einseitige vollständige Beinlähmung führt zu Verkürzung, Atrophie von Muskeln und Knochen, Gebrauchsunfähigkeit der Extremität. Sonst sind an den Beinen Lähmungen am Quadriceps, und an der Peronealmuskulatur am häufigsten, die den Gang wohl möglich machen, aber in charakteristischer Weise verändern („Steppergang" bei Peroneuslähmung). Schlottergelenke im Knie sind bei Beinlähmungen nicht selten. Eine wesentliche Verschärfung der Mißstaltung bilden die

Kontrakturen, die sich dann einstellen, wenn normale oder weniger betroffene Muskelgruppen über die vollständig gelähmten das Übergewicht erhalten. Am häufigsten ist der paralytische Spitzfuß bei Überwiegen der Wadenmuskulatur gegenüber anderen gelähmten Unterschenkelmuskeln, manchmal kommt es zu Beugekontrakturen des Knies infolge von Anspannung der Beuger bei Quadricepslähmungen, am seltensten tritt bei vollständiger Beinlähmung eine Hüftgelenksbeugung infolge Aktion des zumeist erhaltenen Iliopsoas ein.

Recht häufig weisen gelähmte Gliedmaßen, insbesondere die Unterschenkel, trophische Störungen der Haut auf. Die Haut ist atrophisch, blaurot, fühlt sich kühl an, besitzt eine Neigung zur Entstehung von Frostbeulen und torpiden Geschwüren. Oft wird über Kältegefühl geklagt, doch bestehen keine wesentlichen Sensibilitätsstörungen.

Lähmungen der Rückenmuskeln führen zu schweren Skoliosen, da meistens eine Seite stärker betroffen ist als die andere. Bei schweren derartigen Lähmungen ist weder aufrechtes Sitzen noch Gehen (ohne Apparat) möglich. Bei den gar nicht seltenen kompletten Lähmungen des Beckengürtels helfen sich die bedauernswerten Kinder oft dadurch, daß sie auf allen Vieren sich fortbewegen (Vierfüßergang). Auch eine Vorwärtsbewegung im Handstand ist bei Lähmungen der unteren Körperhälfte beobachtet worden.

Bauchmuskellähmungen geben ja nach Sitz und Ausdehnung der Lähmung wechselnde Bilder. Vollständige Lähmungen — als Dauersymptome selten — bewirken eine Vorwölbung des Bauches, ein Unvermögen, sich aufzusetzen, die Bauchpresse zu betätigen. Auch bei Rectuslähmungen ist der mittlere Bauchteil vorgewölbt und das Aufsetzen schwer möglich. Daß bei isolierten Lähmungen der Quermuskeln sich beim Husten und Pressen hernienartige Vorwölbungen bilden können, wurde bereits erwähnt. Die Erschwerung der Defäkation und des Hustens sind nicht gleichgültige Folgeerscheinungen schwerer Bauchmuskellähmungen.

Von welchem Zeitpunkt an kann man eine poliomyelitische Lähmung als stationär ansehen? Die Frage ist dann von Wichtigkeit, wenn etwa eingreifende Operationen geplant sind. Meistens läßt sich in 4 bis 6 Wochen nach Krankheitsbeginn — bei Schulterlähmungen mit ihrer bald ausgeprägten Deformation der Schulter früher — feststellen, welche Muskeln wirklich gelähmt sind und welche nur vorübergehend betroffen wurden. Schwieriger ist es, sich bei den gelähmten Muskeln darüber auszusprechen, ob noch Funktionsbesserungen zu erwarten seien. Tatsächlich treten solche noch viele Monate nach Lähmungsbeginn auf. Dazu kommt, daß die Kinder es oft überraschend gut erlernen, gesund gebliebene Muskeln für gelähmte zu verwenden (z. B. den Tensor fasciae latae für den fehlenden Quadriceps zur Kniestreckung), so daß man nach Jahr und Tag immer wieder Besserungen in der Funktion gelähmter Gliedmaßen auftreten sieht. Es liegt nicht in der Absicht der Ärzte, dieses Muskelspiel zu früh zu stören und sie warten mit Operationen wie Arthrodesen, Sehnentransplantationen meistens erst bis ins zweite Jahr nach dem Beginne der Krankheit. Nur dort, wo Kontrakturen drohen, ist ein früheres Eingreifen erwünscht.

Die Dauerlähmung bei der Poliomyelitis ist eine Defektheilung. Das Neuauftreten von damit zusammenhängenden Symptomen des Zentralnervensystems ist — ganz seltene Raritäten von nachträglicher progressiver Muskelatrophie ausgenommen — nicht zu erwarten.

Auch Rezidiven treten nicht oder nur als außerordentliche Seltenheiten auf, da das Überstehen der Krankheit Immunität setzt; auch Affen, die eine Infektion überlebt haben, kann man kein zweites Mal krank machen. Nicht zu verwechseln ist das hie und da beobachtete schubweise Auftreten der Krankheitssymptome, das sich bis zu Wochen hinziehen kann.

Eine durchgemachte Poliomyelitis bietet nur dann für das weitere Leben Gefahren, wenn die Interkostal- oder größere Anteile der Bauchmuskulatur betroffen sind. Sonst besteht, wenn man von unmittelbaren Schäden durch die Lähmung und von psychischen Momenten absieht, keine Störung der Gesundheit und kein Hindernis für die Ausübung zweckmäßiger Berufe. Selbst sportliche Leistungen findet man zuweilen in überraschender Vollkommenheit bei früheren Poliomyelitiskranken

Diagnose.

Daß im Prodromalstadium Verwechslungen mit Influenza, Angina, Darmkatarrh oft vorkommen, wurde bereits erwähnt. Die im Anfangsstadium dominierenden Schmerzen können auch zur falschen Diagnose eines Gelenksrheumatismus, einer Appendizitis, führen. Ungewöhnliche Lokalisationen der anfänglichen Lähmungen können Syndrome wie bei Krupp oder Pneumonie hervorrufen. Wahrscheinlich gehören manche Zustände, die man früher als Fleisch- und Wurstvergiftungen mit Lähmungserscheinungen aufgefaßt hat, in den Rahmen der Poliomyelitis.

Sehr große Schwierigkeiten bildet die Unterscheidung der akuten Poliomyelitis von anderen Erkrankungen des Zentralnervensystemes. Auf die Schwierigkeit der Abgrenzung der akuten aseptischen Meningitis wurde ebenso bereits hingewiesen wie auf die Ähnlichkeit mancher subakuter Formen von meningealer Heine-Medinscher Krankheit mit tuberkulöser Meningitis. Noch viel schwieriger ist der Versuch, die Poliomyelitis in ihren extraspinalen Formen von der Enzephalitis zu trennen. Handelt es sich doch hiebei um klinisch oft sehr ähnliche Krankheitsbilder, die wir nur pathogenetisch und ätiologisch voneinander trennen. Die Differentialdiagnose wird noch dadurch kompliziert, daß bei manchen „enzephalomyelitischen" Zuständen wie z. B. bei der postvakzinalen Enzephalitis oder bei der Enzephalomyelitis acuta disseminata recht häufig spinale Symptome neben den zerebralen einhergehen. Abgesehen von den auch hier sehr maßgebenden äußeren Umständen — Poliomyelitisepidemie einerseits, vorangegangene Infektionskrankheit oder Impfung anderseits — wird man einen Anhaltspunkt für die Annahme einer spinalen Kinderlähmung darin erblicken können, daß bei ihr meistens bestimmte Muskelgruppen vorwiegend betroffen sind, daß in den erkrankten Muskeln bald Atrophie eintritt, daß ein restloses Verschwinden der Lähmungen sehr selten vorkommt, während alle diese Merkmale bei der „enzephalitischen Myelitis" nicht zum Bilde gehören. Allerdings ist dies oft eine Post-festum-Diagnose. Daß die initialen Schmerzen früher oft irrigerweise als Beweis für eine Polyneuritis angesehen wurde, wurde oben bereits erwähnt. Ich erinnere mich daran, daß vor zirka 25 Jahren ein älterer auswärtiger Kliniker eigens nach Wien reiste, weil er die von mir bei einem verwandten Kinde diagnostizierte Poliomyelitis wegen der starken Schmerzen für unwahrscheinlich hielt. Vielleicht gehören manche früher als infektiöse fieberhafte Polyneuritiden diagnostizierten Fälle in die Poliomyelitisgruppe.

In einer jüngst veröffentlichten amerikanischen Statistik über 200 fälschlich als Poliomyelitis diagnostizierte Fälle kamen folgende Verwechslungen zur Beobachtung: mit fieberhafter Nasopharyngitis (in fast 15% aller Fehldiagnosen), mit Meningokokken- und mit tuberkulöser Meninigitis, mit Otitis media, mit akutem Gelenksrheumatismus, mit akuter Gastroenteritis, mit Tonsillitis, mit lobärer und kapillarer Bronchitis, mit Appendizitis.

Im Lähmungsstadium ist die Differentialdiagnose zumeist nicht sehr schwierig. Die Myotonia congenita besteht im Gegensatz zur Poliomyelitis seit Geburt, umfaßt beide Beine, oft auch die Arme, führt nicht zu Atrophien und zeigt Neigung zur Besserung. Die zumeist den Schultergürtel umfassende Entbindungslähmung ist ebenfalls schon nach der Geburt vorhanden und wird in der Regel nicht übersehen, weil die durch die Lähmung des Musculus infraspinatus entstehende Einwärtsrotation des Oberarmes ein charakteristisches Bild darbietet; auch hier ist die Atrophie keine so hochgradige wie bei der Spinallähmung und es besteht ebenfalls eine Tendenz zum Rückgang. Die spinale Muskelatrophie nach Werdnig-Hoffman kann vorübergehend genau so aussehen wie eine poliomyelitische Lähmung, doch klärt der allmähliche nicht fieberhafte Beginn und die stete Progredienz bald über die Natur des Leidens auf. Dasselbe gilt von der Erbschen Dystrophia muscularis, die außerdem durch ihre charakteristische Lokalisation und die oft hinzutretende Pseudohypertrophie gut gekennzeichnet ist. Eine vorübergehende Verwechslung zerebraler und spinaler Lähmungen könnte nur durch etwa vorhandene Kontrakturen und die oben beschriebenen Reflexsteigerungen möglich sein; sonst sichert die Tonussteigerung oder die Spastizität, die fehlende Atrophie, die di-, hemi- oder paraplegische Lokalisation die Diagnose einer Zerebrallähmung. Postdiphtherische Lähmungen könnten wegen der fehlenden Reflexe, der etwaigen Kehlkopfmuskelparesen mit Poliomyelitis verwechselt werden, sind aber durch die charakteristische Gaumen- und Augenmuskelschwäche unschwer erkennbar. Rückenmarksmißbildungen im Sinne einer Spina bifida (occulta) können zu völlig schlaffer Lähmung der Beine führen, sind aber im Gegensatz zu Poliomyelitis meistens mit Blasenstörungen und sensiblen Defekten vereint. Bei flüchtiger Untersuchung kann auch eine Klavikularfraktur, eine syphilitische Pseudoparalyse kleiner Kinder, eine Pseudolähmung bei Zerrung des Armes, eine motorische Hemmung bei Rachitis oder Barlowscher Krankheit als spinale Lähmung aufgefaßt werden. Daß langsam einsetzende Paresen auch als funktionell gedeutet werden können, habe ich selbst erlebt; der von dem Arzte als hysterisch bezeichnete Junge starb innerhalb weniger Tage an einer aufsteigenden Landryschen Paralyse. Zuweilen werden leichte Paresen ganz übersehen. Man wundert sich, daß ein kleines Kind nach einer fieberhaften „Grippe" so „langsam wieder auf die Beine komme" und findet bei einer zufälligen späteren Untersuchung einen fehlenden Patellarreflex und eine leichte Abmagerung eines Beines als Reste einer durchgemachten Poliomyelitis.

Die Vielgestaltigkeit der Heine-Medinschen Krankheit erschwert namentlich in ihrem akuten Stadium wesentlich die Diagnose. Da wir trotzdem auf Grund epidemiologischer, experimenteller und serologischer Forschungen der Meinung sind, daß alle diese mannigfachen Krankheitsformen ein ätiologisch einheitliches Ganzes darstellen, so würde es eine außerordentliche Erleichterung der Poliomyelitisdiagnose bedeuten, wenn es einmal gelänge, ebenso wie etwa bei der Tuberkulose oder bei der Syphilis eine Testmethode zu entdecken, welche die Zugehörigkeit eines zweifelhaften Krankheitsfalles zur Heine-Medinschen Krankheit unbedingt feststellen würde.

Prophylaxe.

Die Schwierigkeit, vielleicht Unmöglichkeit, die Heine-Medinsche Krankheit durch allgemeine Schutzmaßregeln zu bekämpfen, wurde schon bei Besprechung der Verbreitungswege der Krankheit erörtert. Wissen wir ja nicht einmal, ob der typische fieberhafte Lähmungsfall der Krankheit für die Weiterverschleppung eine größere Bedeutung besitzt als die vielen unerkannten gesunden Keimträger. Auch wird die noch so strenge Absperrung eines Kranken nicht verhindern können, daß Ärzte, Pfleger, Nahrungsmittelausträger usw. mit dem Kranken oder seiner Umgebung in Berührung kommen und die Krankheit weiterverbreiten können. Trotzdem wird man auf Anzeigepflicht jedes akuten Falles und auf Isolierung dringen müssen, nicht nur um der Furcht der Bevölkerung vor der Krankheit zu genügen, sondern auch um über den Stand und die Ausbreitung einer Epidemie orientiert zu sein. Wenn man bei dem Kranken eine Desinfektion von Nasensekret, Mundspülwasser, Stuhl durchführt, so ist dies immerhin auf Grund der experimentellen Untersuchungen, welche in diesen Ausscheidungen Virus gefunden haben, berechtigt. Aus demselben Grunde müssen Eßgeräte usw. gesondert gehalten werden. Im allgemeinen pflegt man Poliomyelitiskranke 6 bis 8 Wochen isoliert zu halten. Schlußdesinfektionen sind wohl ziemlich zwecklos.

Durchaus berechtigt sind behördliche Vorkehrungen zwecks Verhinderung einer Verschleppung der Krankheit. In Epidemiegegenden ist das Zuströmen Fremder etwa auf Märkten, in Versammlungen, bei Kirchenfesten zu vermeiden, das Wegreisen Erkrankter, außer etwa in Krankenhäuser, zu verbieten. Die Sperre von Schulen, Kindergärten usw. ist zu verfügen, wenn auch dadurch das Zusammenkommen der Kinder an anderen Orten kaum zu verhindern ist.

Vielfach hat man sich mit der Frage der persönlichen Prophylaxe in Orten oder in Familien, wo Poliomyelitis herrscht, beschäftigt. Schottmüller schlägt eine häufige Reinigung der Nase mit 5%iger weißer Präzipitatsalbe vor, andere verwenden reine Wasserstoffsuperoxydlösung zu diesem Zwecke. Auch größere Urotropindosen werden zu diesem Zwecke verordnet; ich habe einen Fall erlebt, bei dem der zirka vierjährigen Schwester eines an Poliomyelitis erkrankten Kindes durch einige Tage prophylaktisch 2 Gramm Urotropin verabreicht wurden, Hämaturie auftrat und schließlich doch eine Erkrankung an Poliomyelitis erfolgte, welcher das Kind erlag. E. Müller befürwortet die prophylaktische Darreichung von Jodtinktur (Tinct. Jodi gtts. XXV, Natr. jod. 0,1, Aquae Menthae, Syr. simpl. aa 25,0, Aquae ad 200) dreimal täglich je nach dem Alter $^1/_2$ Tee- bis zu 1 Eßlöffel. Die im Blute Erwachsener vermutlich meistens vorhandenen Immunstoffe nach stiller Infektion verwendet Moro dazu, daß er gefährdeten Kindern frisches Blut eines oder beider Eltern (zirka 20 Kubikzentimeter) intramuskulär injiziert. Wären genügende Mengen von Rekonvaleszentenserum verfügbar, so wäre deren prophylaktische Einspritzung bei gefährdeten Kindern wohl ein zweckmäßiges Verfahren.

Auch als Schutzmittel gegen die Übertragung der Krankheit wird für den Kranken selbst als auch für Menschen, die mit ihm in Berührung kommen, so auch für Ärzte, eine öftere Reinigung der Nase mittels 5%iger weißer Präzipitatsalbe (Schottmüller) oder mittels unverdünnter Wasserstoffsuperoxydlösung empfohlen.

Wir müssen uns zugestehen, daß alle diese Wege nicht zu dem Ziele führen, Einzelpersonen oder große Bevölkerungsschichten vor der Infizierung durch Poliomyelitis zu schützen. Hiezu müßte ein neuer Weg gangbar gemacht werden, wie er bei Blattern, Diphtherie, bereits beschritten ist, jener der allgemeinen prophylaktischen Schutzimpfungen. Bei Affen ist eine Immunisierung nach leichten Infektionen unschwer zu erzielen. Hoffen wir, daß die Dosierung und die Abschwächung des Virus einmal in genügend sicherer Weise gelingen werde, um auch am Menschen ungefährliche Schutzimpfungen vornehmen zu können.

Therapie.

Das Bestreben, die Heine-Medinsche Krankheit einer kausalen Behandlung zuzuführen, hat die Verwendung von Rekonvaleszentenserum in den Vordergrund aller therapeutischen Maßnahmen gestellt. Die Berechtigung hiezu liegt darin, daß sich zweifellos im Blute von Individuen, die Poliomyelitis durchgemacht haben, Immunstoffe befinden, welche in vitro mit Virus gemischt das Haften einer Affeninfektion verhindern. Man hat zwecks Beschaffung von Rekonvaleszentenserum große Organisationen geschaffen; namentlich bei einer großen Epidemie, die im Jahre 1928 in Kanada herrschte, wurden den Ärzten viele Liter Rekonvaleszentenserum zur Verfügung gestellt. Die Erfolge, über welche in Kanada berichtet worden ist, schienen verblüffend. In 67% der Fälle konnte bei Anwendung des Serums im präparalytischen Stadium das Auftreten von Lähmungen vermieden werden; bei Serumbehandlung am ersten Krankheitstage kam es überhaupt nicht, am zweiten Tage in 87,7% nicht zu Lähmungen. Diese Heilresultate, welche begreiflicherweise bei allen Ärzten größtes Interesse wachriefen, hielten aber Nachuntersuchungen nicht stand. So wurde erst jüngst in einer großen amerikanischen Zusammenstellung das Verhältnis der im präparalytischen Stadium behandelten zu den nicht behandelten Fällen berechnet, wobei sich folgende Zahlen ergaben: Lähmungen bei 19,6% behandelten und bei 11,1% unbehandelten Kindern, Schwächezustände bei 7,7% gegenüber 14,2%; der Tod erfolgte bei 3,8% behandelten, gegenüber 0,9% unbehandelten, Heilung trat bei 68,8% behandelten und 73,7% unbehandelten Kranken auf. Man darf wohl annehmen, daß sich die Ärzte in Kanada bei der ihnen reichlich zur Verfügung gestandenen Serummenge in der Beurteilung des „präparalytischen Stadiums" der Poliomyelitis stark von der Furcht der Bevölkerung haben leiten lassen und Fälle unter die Statistik der Serumerfolge aufgenommen haben, die anderen Ursprungs waren.

Trotz dieser Einwände ist die Behandlung der Poliomyelitis mit Rekonvaleszentenserum dringend erwünscht und dessen Beschaffung eine wichtige Aufgabe der öffentlichen Sanitätsbehörden. Länder und Städte sollten Vorschriften ergehen lassen, nach denen Ärzte, namentlich solche in öffentlichen Heilanstalten, das Recht hätten, von Rekonvaleszenten nach Poliomyelitis Blut zu entnehmen (auch gegen Entgelt) und das Serum in haltbarem Zustande aufzubewahren. Genaue Bestimmungen können festsetzen, wie der Verkauf des Serums an Bemittelte — Spitalspatienten erhalten es ohne Bezahlung — stattzufinden habe, wie das Serum gewonnen, konserviert (meist mit 0,5%iger Phenollösung), wie es verwendet werden müsse. Die Einzeldosis der intramuskulären Einspritzung ist gewöhnlich 20 Kubikzentimeter, doch sind größere Dosen und wiederholtes Einspritzen angezeigt. Schottmüller hat letzthin den beachtenswerten Vorschlag gemacht, direkte intravenöse Bluttransfusionen von derselben Blutgruppe zugehörigen Rekonvaleszenten nach Poliomyelitis vorzunehmen. Er empfiehlt für Säuglinge die Transfusion von 50 bis 100, bei 2- bis 3 jährigen Kindern von 100 bis 150, bei älteren Kindern von 200 bis 300. Kubikzentimetern.

So wünschenswert auch die reichliche Beschaffung von Rekonvaleszentenserum wäre, so müssen wir uns doch darüber klar sein, daß dessen Immunitätsstärke in der Regel nicht groß genug sein dürfte, um bereits zum Ausbruch gelangte Krankheitsfälle zu heilen. Auch beim Affen schützt die nachträgliche Injektion von Immunserum meistens nicht vor dem schweren Krankheitsverlaufe. Man hat ähnlich wie bei Diphtherie versucht, den Immunitätstitre durch Behandlung von Pferden mit steigenden Virusmengen zu erhöhen und hat auf diese Weise Immunsera gegen Poliomyelitis in den Handel gebracht. Mehrere serotherapeutische Institute erzeugen solche Immunsera, von denen das bekannteste und verbreitetste das Pettitsche Serum des Pariser Pasteurinstitutes ist. Es wird in Packungen zu 20 Kubikzentimetern in den Handel gebracht und kann in Mengen von 100 Kubikzentimetern und mehr intramuskulär injiziert werden. Auch von anderen Tieren wie Schafen, Ziegen, hat man ähnliche Poliomyelitissera gewonnen. All diesen Tierseren haftet aber der Übelstand an, daß sie von Geschöpfen stammen, die gegen die Poliomyelitisinfektion ganz unempfänglich sind. Es muß dahingestellt bleiben, ob die Immunstoffbildung bei Tieren, die in gar keiner Weise auf das einverleibte Gift reagieren, mit jener bei solchen Giften gleichzustellen ist, die wenigstens Fieber und Krankheit bei dem zu immunisierenden Tier hervorrufen. Eine Herstellung hochwertigen Immunserums wäre nur beim Affen möglich, ist aber aus äußeren Gründen kaum durchführbar. Man wird das Pettitserum so früh als möglich in Anwendung bringen, ohne davon bei bereits bestehenden Lähmungen allzu viel erwarten zu dürfen.

Ein von Rosenow in den Vereinigten Staaten erzeugtes Streptokokkenserum gegen Poliomyelitis entbehrt der wissenschaftlichen Grundlage, ist aber möglicherweise im Sinne einer unspezifischen Reizkörpertherapie wirksam.

Gewöhnliches menschliches Normalserum oder Blut enthält zwar sehr häufig Immunstoffe gegen Poliomyelitis, aber doch nur in so geringer Menge, daß sie nicht zu Heilzwecken, sondern nur prophylaktisch verwendet werden könnten.

Von innerlich zu verabfolgenden Medikamenten gilt seit langem das Urotropin (Hexamethylentetramin) als Heilmittel bei akuten Erkrankungen des Zentralnervensystems, doch kann von einer spezifischen Wirkung bei der spinalen Kinderlähmung nicht die Rede sein. Man gibt es in Tagesdosen von 1 bis 2 Gramm, 4- bis 6mal täglich. Schottmüller empfiehlt viel größere Gaben und fürchtet sich nicht vor einer etwa auftretenden Hämaturie. Auch Salol ist empfohlen worden, etwa 1 bis $1^1/_2$ Gramm täglich in viertelgrammigen Einzeldosen. Vielfach wird jetzt auch das Tetrophan angewendet, das die Beweglichkeit der Gliedmaßen günstig beeinflussen soll. Es wird in Tabletten zu 0,1 hergestellt, von denen 1 bis 3 täglich zu nehmen sind; auch intralumbal wurde es in Mengen von 1 Kubikzentimeter, nach 2 bis 3 Tagen von $1^1/_2$ Kubikzentimeter empfohlen. Jodtinktur, die wir bereits als Prophylaktikum kennengelernt haben, wird auch als Heilmittel gegeben.

Größer ist die Zahl der Mittel, die zur intramuskulären

und bei älteren Kindern (etwa vom 6. Jahr an) zur intravenösen Injektion empfohlen wurden. Hieher gehören wieder das Urotropin, das in 40%iger Lösung, und das Cylotropin, das in der Zusammensetzung Hexamethylentetramin 2,0, Natr. salicyl. 0,8, Coffein natr. benz. 0,2 in 5- Kubikzentimeter-Ampullen verabfolgt wird. Man verwendet zur intravenösen Injektion ungefähr eine viertel oder halbe Ampulle, was einer Menge von 0,5 bis 1,0 Hexamethylentetramin entspricht. Die für intramuskuläre Injektion von Cylotropin (eine halbe bis ganze Spritze) hergestellten Lösungen enthalten 0,4 Novacain. Pregllösung und Septojod (zehnfach konzentrierte Pregllösung) werden intravenös in Gaben von 10 bis 20 Kubikzentimetern, das Septojod von 2 bis 3 Kubikzentimetern verwendet. Elektragol 2,0 zur intramuskulären Injektion, Trypaflavin (Akridinfarbstoff) in einpermilligen Lösungen 0,1 bis 0,2 intravenös, Novasurol eine halbe Ampulle intramuskulär, hypertonische Kochsalzlösung zur intravenösen Injektion fanden Befürworter. Lebhaft empfohlen wurden intraspinale Einspritzungen von Adrenalin (0,1 bis 0,2 einer Lösung 1 : 1000), doch ließen Nachuntersuchungen keinen Erfolg erkennen. Auch Vakzineurinkuren (wiederholte Einspritzung von $^1/_2$ bis 1 Ampulle intramuskulär mit Entstehung von Fieberreaktionen) wurden zu Heilzwecken versucht. Der Wert aller dieser und einer Reihe hier nicht angeführter Mittel muß jedoch als ein recht zweifelhafter bezeichnet werden.

Ob wiederholte Lumbalpunktionen einen therapeutischen Zweck haben, muß dahingestellt bleiben. Sie wurden namentlich bei starken meningealen Reizsymptomen empfohlen; doch muß wohl überlegt werden, ob die durch sie verursachten Schmerzen (z. B. beim Aufsetzen, Abbiegen des Rückens usw.) im initialen Schmerzstadium der Krankheit den Kindern nicht besser erspart bleiben sollten.

Größere Bedeutung als die medikamentöse Behandlung besitzen in allen Stadien der Heine-Medinschen Krankheit die physikalischen Heilmethoden.

Die von Bordier empfohlene Röntgenbestrahlung . des Rückens und des Rückenmarkes an der erkrankten Stelle wurde letzthin von dem deutschen Kinderarzt Noegerrath verwendet. Er beschreibt die Methode folgendermaßen: „Als Oberflächendosis berechnet 10% der HED und weniger bis auf 7%, ja auf 5% herab. Das sind 60 bis 30 r in jeder Sitzung, und zwar natürlich einer harten Strahlung von 180 KV unter 0,5 Zentimeter Cu plus 2 Millimeter Al-Filter bei 30 Zentimeter Fokushautabstand. Die Feldgröße betrug — je nach Ausbreitung des Prozesses 3 bis 5 oder 4 bis 8 Zentimeter im Bereiche der Hals-, der Brust-, der Lendenwirbelsäule. Eine Dosis wurde jeweils in einem Felde gegeben. Im allgemeinen wurde die gleiche Bestrahlung in einigen Tagen wiederholt, dann wurde eine längere Pause (6 bis 8 Wochen bis zu 3 Monaten) eingeschoben. Darauf wurden die Kinder, falls noch Erscheinungen bestanden, unter den gleichen Bedingungen und mit derselben Dosis wieder bestrahlt." Möglichste Frühbehandlung ist erwünscht. Noegerrath meint, mittels dieser Methode Besserungen erzielt zu haben, die ohne sie kaum zu erwarten gewesen wären.

Bordier empfiehlt neben dem Röntgenverfahren eine Diathermiebehandlung der erkrankten Gliedmaßen. Diathermie des Rückenmarkes hat Picard versucht und sehr gelobt. Er setzt die kleinere differente Elektrode an die dem erkrankten Rückenmarksanteil entsprechende Rückenpartie und die indifferente vorn an den Stamm an oder er leitet bei größeren Lähmungsbezirken den Strom durch zwei an der Hals- und Lendenwirbelsäule angelegte Elektroden; bei Halsmarkerkrankungen werden zwei gleiche Elektroden zu beiden Seiten der Wirbelsäule angelegt. Die Dosis entspricht zirka 1,1 Ampere, die Dauer der Sitzung zirka 10 bis 15 Minuten, im Anfang und bei kleineren Kindern noch kürzer; die Sitzungen werden täglich oder jeden zweiten Tag durch zirka 2 Monate durchgeführt.

Von großer Bedeutung ist die gleich im Beginne der Krankheit zu beachtende richtige Lagerung der erkrankten Gliedmaßen. Man muß den leicht eintretenden Kontrakturen frühzeitig entgegenwirken, insbesondere der Spitzfußstellung, der Kniebeugung bei Quadricepslähmung, der seltenen Hüftbeugung bei überwiegender Ileopsoaswirkung. Um eine dauernde richtige Lagerung und zugleich schmerzfreies Liegen zu ermöglichen, wurde von den Orthopäden die Anfertigung eines Gipsbettes empfohlen; doch ist dieses trotz der warmen Empfehlung Lange's und anderer bei uns nicht viel in Verwendung.

Unbeschadet aller neueren physikalischen Heilmethoden bleiben die Massage und die elektrische Behandlung immer noch die wichtigsten und an jedem Krankenbette leicht durchzuführenden Maßnahmen. Man kann damit so früh beginnen, als das Allgemeinbefinden und die Schmerzhaftigkeit es erlauben. Dieser Zeitpunkt dürfte bei der Massage etwa in der Mitte der zweiten, bei der Elektrizität ungefähr in der dritten Woche eintreten.

Die Massage ist gewöhnlich eine Streich- und Knetmassage mit passiver Bewegung in den zur Kontraktur neigenden Gelenken. Wenig geeignet für eine Massagebehandlung ist die Poliomyelitis des Schultergürtels, weil der stark und rasch der Atrophie anheimfallende Deltoideus für eine Massage nicht faßbar ist und außerdem die hervortretenden Knochenteile auf Drücken und Kneten empfindlich sind. Die Massage der erkrankten Muskeln soll ein- bis zweimal täglich durch viele Monate durchgeführt werden. Man vergesse hiebei nicht an die Rückenmuskulatur, deren Parese namentlich im Beginne bei den bettlägerigen Patienten nicht auffällt.

Für die elektrische Behandlung kommt in erster Linie der galvanische Strom in Betracht. Man versucht mit der knopfförmigen Unterbrechungskathode die geschädigten Muskeln wiederholt zum Zucken zu bringen und nimmt so alle paretischen Muskeln der Reihe nach vor. Leider sind die vollständig gelähmten Muskeln für den galvanischen Strom nicht oder nur bei so starken Strömen erregbar, daß die Kinder sich lebhaft dagegen wehren und bei Dauerbehandlung mit einer Angstneurose reagieren würden. Man muß dann versuchen, mit dem etwas weniger schmerzhaften faradischen Strom Zuckungen auszulösen oder wenn auch das nicht möglich ist, mit der faradischen Rollenelektrode eine Art Elektromassage auszuführen. Immer muß bei einer elektrischen Behandlung darauf geachtet werden, daß tatsächlich nur die geschädigten Muskeln vorgenommen und nicht etwa die gesunden Antagonisten durch gleichzeitiges Elektrisiertwerden in ihrem Übergewicht gestärkt werden. Die elektrische Behandlung ist eine Dauertherapie, die durch Monate und Jahre womöglich täglich durchgeführt werden soll. Man erhält die in Verwendung kommenden Apparate gegen eine nicht hohe Gebühr geliehen. Ein recht angenehmer Apparat ist der Tonisator, der für die Lähmungsbehandlung den Vorzug mitbringt, daß er bei der Faradisation ohne starde Schmerzen angewendet werden kann, was ja im Kindesalter von großer Bedeutung ist.

Es gilt im allgemeinen als Regel, den Orthopäden erst dann zu einem Poliomyelitisfalle zu holen, wenn alle anderen Methoden versagt haben und nun die orthopädisch-chirurgischen Maßnahmen in ihre Rechte treten. Das ist nicht zweckmäßig. Man könnte eine Früh- und Spätindikation zur Beiziehung des Orthopäden bei einer Poliomyelitis aufstellen, wobei eingreifenderes Vorgehen nur in späterer Zeit in Betracht kommt. Die frühzeitige Heranziehung des Orthopäden entspricht einem Akte der Klugheit und Vorsicht, da dieser durch einfache Maßnahmen wie Lagerung, Stützung, Anlegung von Bandagen spätere schwere Deformitäten verhindern oder verringern kann. Auch in bezug auf die Anlegung von Stützapparaten darf man nicht einen vorgefaßten Standpunkt einnehmen, der darin ein letztes Glied in den Behandlungsmethoden erblicken möchte. So richtig es ist, daß man die spontane Besserungsfähigkeit der nicht vollständig gelähmten Muskeln nicht zu früh durch eine Unbeweglichkeitmachung der Extremitäten hemmen soll, so ist es doch oft erwünscht, aus psychischen Gründen die infolge ihrer

Beinlähmung oder Rückgratsverkrümmung schwer deprimierten Patienten durch Stützapparate wieder zum Gehen oder zu einer erträglichen Haltung zu bringen. Diesbezüglich leisten gute Apparate oft Erstaunliches.

In den Bereich der Spätindikation für orthopädische Eingriffe gehören die zahlreichen chirurgischen Operationen, die mit einer bewunderungswerten Technik auch schweren Lähmungen an den Leib zu rücken vermögen. Es ist hier nicht der Platz, um die Indikationen und die Ausführungen aller dieser vielen Eingriffe zu erörtern. Wer sich darüber im Detail orientieren will, findet in dem Buche Fritz Lange's („Die epidemische Kinderlähmung", Lehmann, München 1930) einen ausgezeichneten Führer. Es kommen Tenotomien, Arthrodesen, ferner Verlagerungen, Verkürzungen, Verlängerungen, Spaltungen und andere Eingriffe an Muskeln und Sehnen in Betracht, die oft vieler Einzelakte bei einem Patienten bedürfen. Diese Eingriffe verlangen nicht nur ein exaktes, minutiöses Vorgehen des Chirurgen, sondern auch ein verständnisvolles Eingehen des Patienten auf die Wünsche des Chirurgen, so daß schon aus diesem Grunde ein zu frühes Operieren bei kleinen Kindern nicht angezeigt ist. Auch nach erfolgter Operation müssen die Kranken immer wieder vom Orthopäden kontrolliert werden, was bei entfernt von der Großstadt wohnenden Kranken vor Inangriffnahme derartiger Operationen wohl überlegt werden soll. Gipsverbände und Stützapparate müssen die Fixierung des Operationserfolges meistens — oft das ganze Leben lang — festhalten. Die Erfolge der chirurgisch-orthopädischen Methoden sind oft verblüffend; so ist es wiederholt gelungen, „Vierfüßer" und „Handgänger" wieder auf die Beine zu bringen. Man darf allerdings den Mut nicht verlieren, wenn sich gelegentlich beim ersten Versuch kein Erfolg einstellt. Es ist trotz mancher typischer Eingriffe doch kein Fall wie der andere und ein Sichversenken in alle Möglichkeiten führt manchmal auch anfangs ungünstig scheinende Fälle zum Erfolg.

Zerebrale Kinderlähmung.

Die Bezeichnung zerebrale Kinderlähmung ist — ähnlich etwa jene des Hydrozephalus — ein klinischer Sammelname. Sie bedeutet lediglich einen Endzustand nach einer Gehirnschädigung, bei dem die Motorik der Extremitäten gestört ist. Das Wesentliche ist einerseits die Heilung mit Defekt, welche ein Fortschreiten des Hirnprozesses ausschließt, anderseits das Vorhandensein von Bewegungsstörungen im Bereiche der Extremitäten. Wenn wir noch hinzufügen, daß es sich um Zustände handelt, die entweder angeboren oder im frühen Kindesalter entstanden sind, so ist damit der Begriff der zerebralen Kinderlähmung genügend scharf umgrenzt. Man könnte sagen, daß eine solche Auffassung einer Krankheit nicht mehr unseren heutigen Grundsätzen entspreche, da wir ja gewohnt sind, auch bei Restzuständen einer Krankheit diese selbst zu diagnostizieren; wir wären also verpflichtet, statt von zerebraler Kinderlähmung etwa von fötaler Mikrozephalie, von geburtstraumatischer Porenzephalie, von postenzephalitischer Hemiplegie u. dgl. zu sprechen. Das ist aber nicht möglich, denn die Restzustände, wie wir sie vor uns haben, lassen die Art ihrer Entstehung nicht mehr erkennen und die Anamnesen sind zuweilen unsicher und uncharakteristisch. Die Bezeichnung zerebrale Kinderlähmung ließe erwarten, daß ebenso wie bei der spinalen Kinderlähmung das Symptom der Lähmung im Vordergrunde der Krankheitszeichen stünde. Das ist aber nicht der Fall. Wohl bestehen immer Funktionsstörungen im Bereiche der Extremitäten, aber bei diesen bilden nicht so sehr die Paresen, als vielmehr Spasmen und anderweitige Bewegungsstörungen die charakteristischen Merkmale. Die verschiedenartigen Erkrankungen, welche zur zerebralen Kinderlähmung geführt haben, sind in der Regel noch von einer Reihe anderer zerebraler Restsymptome gefolgt, welche ebenfalls zum Bilde der zerebralen Kinderlähmung gehören. Solche Krankheitszeichen aber, wenn sie ohne Extremitätenbeteiligung auftreten (z. B. Idiotie, Optikusatrophie usw.) als „zerebrale Kinderlähmungen ohne Lähmungen" zu bezeichnen, wie dies geschehen ist, erscheint wohl kaum empfehlenswert.

Es ist wenig bekannt, daß wir die Klarstellung des Begriffes der zerebralen Kinderlähmung in erster Linie dem später zu solcher Berühmtheit gelangten Nervenarzt Freud verdanken. Im Jahre 1897 schrieb der damalige Vorstand der Nervenambulanz im Ersten öffentlichen Kinderkrankeninstitut in Wien eine Monographie über „infantile Zerebrallähmung", in der auf Grund eingehender historischer und klinischer Studien die verschiedenen Formen der zerebralen Kinderlähmung zusammengefaßt und einheitlich dargestellt worden sind. Der neugestaltete Begriff der zerebralen Kinderlähmung deckte sich zum Teil mit der nach einem englischen Arzte benannten Littleschen Krankheit, doch hatte Little nur einen Teil der hiehergehörigen Fälle (vorwiegend jene mit paraplegischer Starre) beschrieben, deren Beziehung zu Geburtstraumen er aufgedeckt hat. Freuds Darstellung ist trotz vieler seither erschienenen Arbeiten über den Gegenstand noch immer maßgebend; sie hat nur nach einigen Richtungen hin Erweiterungen erfahren.

Derzeit ist unser Standpunkt in der Frage der zerebralen Kinderlähmung etwa der folgende: In der bei weitem größten Zahl der hieher zu rechnenden Fälle handelt es sich um eine Läsion der langgestreckten motorischen Bahnen, die von den Zentralwindungen ausgehend durch die graue Marksubstanz verlaufen, sich in der inneren Kapsel zusammendrängen und in der Pyramidengegend der Medulla oblongata auf die andere Seite des Rückenmarkes übertreten. Man bezeichnet diese Bahnen als die Pyramidenbahnen und dementsprechend die durch zerebrale Schädigung dieser Bahnen bedingten Formen der Zerebrallähmung als die pyramidalen Formen der Krankheit. Das charakteristische Merkmal hiefür ist die spastische Parese, die sich hauptsächlich an den Extremitäten kundgibt. Je nach der Stelle und der Ausdehnung der primären Hirnschädigung werden hemiplegische, diplegische, paraplegische Formen der zerebralen Kinderlähmung unterschieden. Wir werden deren Symptome im klinischen Teil besprechen.

Es wird aber die Motorik der Extremitäten nicht nur durch die Pyramidenbahnen, sondern auch durch außerhalb dieser liegende Gehirnteile beeinflußt. So wissen wir, daß das Striatum (Nucleus caudatus und Putamen des Nucleus lentiformis) und andere subkortikale Zentren einen großen Einfluß auf den koordinierten Ablauf der Bewegungen, auf das Spiel der Muskeln und der Antagonisten ausüben und daß deren Erkrankungen verschiedenartige motorische Störungen zur Folge hat. Es können nach Schädigungen dieser Zentren ebenso Defektheilungen entstehen wie nach Läsionen der Pyramidenbahnen und man hat dann das Recht, solche Restzustände ebenfalls unter die zerebralen Kinderlähmungen zu rechnen. Man spricht von extrapyramidalen Formen der zerebralen Kinderlähmung oder, da diese meistens nicht rein vorkommen, von extrapyramidalen Symptomen der zerebralen Kinderlähmung. Wir werden daher bei Besprechung der klinischen Erscheinungen der zerebralen Kinderlähmung dem Beispiel Ibrahims folgend die Fälle mit **vorwiegender Beteiligung der Pyramidenbahnen** und jene mit **vorwiegender Beteiligung extrapyramidaler Bahnen** in gesonderten Abschnitten abhandeln.

Vorerst sollen aber die

Pathologische Anatomie und die Entstehungsursachen

der zerebralen Kinderlähmung kurz besprochen werden.

Wenn Individuen mit einer zerebralen Kinderlähmung an einer interkurrenten Krankheit zugrunde gehen — die zerebrale Kinderlähmung selbst ist keine lebensbedrohende Krankheit — so ergibt die Gehirnuntersuchung im wesentlichen Befunde, die als Residuen früherer Erkrankungen anzusehen sind. Man findet porenzephale Defekte, Zysten, Erweichungen, narbige Veränderungen, lokale oder ausgedehnte Sklerosen, Mikrozephalien, Agenesien (Unterentwicklung) einzelner Hirnanteile, Hydrozephalus. Es gibt auch Fälle, bei denen makroskopisch keine Veränderungen des Gehirnes nachweisbar sind, während die histologische Untersuchung abnorme Befunde in der Großhirnrinde oder in anderen Gehirnanteilen (z. B. im Striatum) aufdeckt. Der Sitz dieser Veränderungen kann in allen Teilen des Großhirnes einer oder beider Hemisphären gelegen sein, kann sich auf einen kleinen Gehirnanteil beschränken oder auch ganze Hemisphären umfassen. Man darf wohl sagen, daß man aus ausgebreiteten Zerstörungen des Großhirnes Schlüsse nicht nur auf das Vorhandengewesensein von spastischen Lähmungen, sondern auf jenes einer geistigen Zurückgebliebenheit ziehen kann. Hingegen gestattet der klinische Befund meistens keine sichere Diagnose der anatomischen Veränderungen.

Wichtiger und interessanter als diese Endausgänge früherer Gehirnerkrankungen sind die **primären Gehirnschädigungen selbst**, die zu zerebralen Kinderlähmungen geführt haben.

Man hat früher **angeborene und erworbene** Fälle unterschieden. Das ist aber nicht präzis genug, denn bei den angeborenen Zuständen kann die Läsion vor oder während der Geburt erfolgt sein. Wir sprechen daher besser von **antenataler, nataler und postnataler** Genese der zerebralen Kinderlähmung und müssen versuchen, auch auf dem Sektionstisch diese Unterscheidungen zu machen, was allerdings nicht immer leicht ist.

Als antenatale Ursachen einer zerebralen Kinderlähmung werden Agenesien einzelner Hirnpartien oder ganzer Hemisphären, Defekte (Porenzephalien) im Großhirn, Anomalien des Windungstypus der Rinde, Verdickungen zirkumskripter oder ausgedehnter Hirnpartien, Mikrozephalie, Hydrozephalie angesehen. Auch die obenerwähnten mikroskopischen Veränderungen im Aufbau der Hirnrinde gehören hieher. Manche dieser Befunde sind in bezug auf ihren antenatalen Ursprung zweifelhaft geworden, seitdem sich unsere Kenntnisse über die Bedeutung nataler Hirnverletzungen vergrößert haben. Alle diese Veränderungen können zu ein- oder beiderseitiger zerebraler Kinderlähmung, meistens in Verbindung mit Idiotie, oft mit Epilepsie führen. Dies muß aber nicht immer der Fall sein, da es Formen von Mikrozephalie („echte" Mikrozephalie, manchmal familiär vorkommend) und Hydrozephalie gibt, die wohl mit Intelligenzverminderung, aber ohne motorische Störungen verlaufen.

Bedeutsamer dürften für die Entstehung von zerebraler Kinderlähmung die natalen Schädigungen des Gehirnes sein. Während man früher in erster Linie Tentoriumrisse und intrameningeale Blutungen für das Zustandekommen von zerebraler Kinderlähmung verantwortlich machte, wissen wir jetzt, daß auch im Inneren des Gehirnes während der Geburt überaus häufig Blutaustritte erfolgen, die bei geringer Ausdehnung ohne Störungen ausheilen, bei großer Ausbreitung zum Tode führen, in einer Zahl von Fällen aber Veränderungen zur Folge haben, die das anatomische Substrat für eine zerebrale Kinderlähmung bilden können. Als solche Restzustände finden sich porenzephale Defektzustände, Zysten, Gliawucherungen, Sklerosen, Erweichungsherde. Es ist nicht immer leicht, diese Befunde von intrauterinen Schädigungen zu unterscheiden und tatsächlich wurde früher vieles davon als fötal bedingt angesehen. Seitdem man aber beim Neugeborenen alle Übergänge von kleinsten Blutungen bis zu Veränderungen gefunden hat, die voraussichtlich beim Weiterleben zu einem der beschriebenen Restzustände hätten führen müssen, seitdem man ferner erkannt hat, daß die Zerstörungsherde oft an das Gebiet bestimmter Gefäße gebunden sind, und seitdem man endlich im Inhalt und an der Wandbekleidung von solchen Zysten und Erweichungsherden Blutungsreste gefunden hat, ist die geburttraumatische Entstehung für einen großen Teil dieser Befunde höchst wahrscheinlich gemacht. Bedenken wir noch, daß wir intrauterine Erkrankungen, die zu Porenzephalie, Pseudomikrozephalie, Sklerosen führen sollen, aus ihren Folgezuständen vermuten, aber in ihrer Entstehungsgeschichte nicht verfolgen können, während die zu gleichen Restbefunden führenden natalen Hirnblutungen unserer

Untersuchung in weitem Maße zugänglich sind, so ist die Annahme wohl berechtigt, daß manche angeborene Hirnläsionen, die man früher als intrauterin entstanden angesehen hatte, auf Gehirnverletzungen während der Geburt zurückzuführen sind.

Dies gilt in gleicher Weise für pyramidale wie für extrapyramidale Formen der zerebralen Kinderlähmung. Es sind sogar die großen subkortikalen Zentren des Großhirnes bei Geburtsblutungen ganz besonders betroffen; aber ihre Lebenswichtigkeit bedingt, daß sich ihre blutige Zerstörung häufiger auf dem Sektionstische als in eventuellen klinischen Folgen nachweisen läßt.

Es sei schließlich noch erwähnt, daß auch das Kleinhirn Sitz ausgedehnter Blutungen oder Verletzungen durch Geburtstraumen sein kann. Doch ist eine Beziehung dieser Veränderungen zu bestimmten Formen der extrapyramidalen zerebralen Kinderlähmung bisher noch nicht sichergestellt worden.

Als postnatale, extrauterine Ursachen einer zerebralen Kinderlähmung kommen eine Reihe von Schädigungen des Gehirnes in Betracht. Am seltensten führen Verletzungen des Gehirnes zu zerebraler Kinderlähmung, da Kinder schweren Kopftraumen nicht so ausgesetzt sind wie Erwachsene. Erzählungen von Eltern, nach denen die zerebrale Lähmung ihres Kindes auf einen Sturz des Säuglings aus dem Bette oder dgl. zurückgeführt wird, kann man fast immer als vage Vermutung zurückweisen; zuweilen täuschen sich die Mütter halb unbewußt mit dieser Annahme über den ihnen peinlichen angeborenen Zustand des Kindes hinweg. Rasch auftretende Hemiplegien nach Thrombosen oder Embolien und sekundären Erweichungsherden können bei akuter Endocarditis, insbesondere aber bei kongenitaler Syphilis vorkommen, für deren Kleinkinderstadium („kondylomatöses" Stadium) diese Erkrankung geradezu charakteristisch ist. Es handelt sich trotz des manchmal unscheinbaren Beginnes um sehr schwere irreparable Lähmungen. Am häufigsten ist die Enzephalitis Ursache postnatal erworbener Kinderlähmungen. Die Art der Enzephalitis ist hiebei weniger maßgebend als der Sitz der Entzündung in den motorischen Regionen. Es gelingt in der Regel, die Entwicklung der zerebralen Kinderlähmung von dem akuten Krankheitsstadium an zu verfolgen. Fast immer handelt es sich hiebei um Hemiplegien. Manchmal zeigen Restzustände nach Meningitis serosa und Formen von Hydrozephalus Krankheitsbilder, die der zerebralen Kinderlähmung zuzurechnen wären. Die Besprechung von Hirnerkrankungen, die oft durch lange Zeit einer zerebralen Kinderlähmung ähnlich sein können, aber auf anderer anatomischer

Basis beruhen, wird im Abschnitt über die Differentialdiagnose erfolgen.

Die vorstehenden Ausführungen haben nicht nur erkennen lassen, wie mannigfaltig die Grundlagen einer zerebralen Kinderlähmung sein können, sondern auch, wie oft dieselben Krankheitsbilder mehreren Ursachen entsprechen. Nur selten kann man die Entstehung einer zerebralen Kinderlähmung vom Beginne an verfolgen, wie bei der Enzephalitis oder bei Geburtsblutungen, die gleich nach der Geburt mit Krämpfen und Paresen reagieren. Meistens ist man auf Anamnesen angewiesen und da ist Vorsicht am Platze. So bedeutet die Angabe einer „schweren Geburt" keineswegs einen verläßlichen Hinweis auf ein natales Gehirntrauma, da ja diese Bezeichnung zumeist vom Standpunkte der Mutter aus präzisiert wird, während vielleicht gerade das Kind durch einen für die Mutter schwerwiegenden Eingriff geschont wird (als krasses Beispiel diene die Sectio caesarea). Frühgeburten sind in der Regel leichte Geburten und doch sind solche Kinder wegen der Vulnerabilität ihres Gefäßsystemes Hirnblutungen intra partum leicht ausgesetzt. Auch in bezug auf den Zeitpunkt des Beginnes einer zerebralen Kinderlähmung sind anamnestische Angaben nicht immer verläßlich. Angeborene Spasmen verbergen sich hinter der normalen Rigidität der Säuglingsmuskulatur und werden manchmal erst erkannt, wenn das Aufsitzen und Aufstellen Schwierigkeiten macht; es besteht dann oft die Neigung, irgendwelche Vorfälle des Säuglingsalters mit diesen Erscheinungen in ätiologische Beziehung zu bringen. Selbst eine ärztlicherseits angeblich diagnostizierte Säuglingsenzephalitis mit nachfolgender Hemiplegie muß nicht beweisend sein, da schon vorher bestandene unbeachtete Symptome einer zerebralen Kinderlähmung erst bei Gelegenheit einer fieberhaften Krankheit erkannt und mit dieser in Beziehung gebracht werden können. Schließlich gibt es auch Fälle — jetzt vielleicht weniger als früher — die ohne jede Anamnese dem Arzte vorgeführt werden oder bei denen die Erzählungen der Angehörigen so viele angeblich für die Entstehung der Krankheit in Betracht kommende Ereignisse beinhalten, daß man keines davon ernst zu nehmen geneigt ist.

Symptomatologie.

Wie bereits erwähnt, soll die klinische Besprechung der zerebralen Kinderlähmung in der Weise erfolgen, daß zuerst die Formen mit vorwiegender Beteiligung der pyramidalen Bahnen, dann jene mit vorwiegend extrapyramidalen Symptomen erörtert werden. In eigenen Abschnitten sollen die bei zerebraler

Kinderlähmung oft vorkommenden Schwachsinnszustände und epileptiformen Krämpfe dargelegt werden.

A. Fälle mit vorwiegender Beteiligung pyramidaler Bahnen.

Die für diese Fälle charakteristischen spastischen Paresen umfassen entweder eine Körperhälfte oder beide Seiten oder die Beine. Man spricht von hemiplegischen, diplegischen und paraplegischen Formen der zerebralen Kinderlähmung. Die mit diesen Erkrankungen oft vereinigten pseudobulbären Symptome werden in einem gesonderten Kapitel zusammengefaßt werden.

Das in allen Formen pyramidaler zerebraler Kinderlähmungen eigentümliche Merkmal ist die spastische Parese. Die Spasmen sind hiebei in der Regel mehr hervortretend als die Paresen. Die Muskeln befinden sich in einem erhöhten Tonus, sie fühlen sich hart an, zeigen keine lokalisierten Atrophien und sind für den elektrischen Strom leicht erregbar. Die Gelenke sind steif, setzen aktiven und passiven Bewegungen einen Widerstand entgegen. Gar nicht selten bestehen Kontrakturen, die so hochgradig sein können, daß es weder dem Willen des Kranken noch der Kraft des Untersuchers gelingt, sie zu überwinden. Die Reflexe sind durchaus erhöht, allerdings oft wegen der fehlenden Muskelentspannung nicht auslösbar. Nicht leicht ist es, den Grad der Parese einzuschätzen, da die Muskelspasmen Umfang und Kraft jeder Bewegung hemmen. Dort wo zeitweise Erschlaffung auftritt, kann man in der Regel die Schwäche der Bewegungen nachweisen, z. B. beim Heben der Schulter, beim Heben und Strecken des Beines, besonders aber bei den Aktionen der Hand und der Finger. Auch die Rumpfmuskulatur ist nicht selten von den Spasmen ergriffen.

I. Die hemiplegischen Formen.

Bei den typischen hemiplegischen Formen der zerebralen Kinderlähmung sind Gesicht, Arm und Bein einer Seite ergriffen. Doch gibt es Fälle, bei denen der Fazialis fast gar nicht, die Beine nur wenig beteiligt sind, so daß man den Eindruck einer Monoplegie des Armes erhält; reine Monoplegien kommen aber bei der zerebralen Kinderlähmung nicht vor. In schweren Fällen von zerebraler Hemiplegie ist die Haltung des Armes recht charakteristisch. Der Oberarm ist an den Körper gepreßt, das Ellbogengelenk ist gebeugt, der Vorderarm befindet sich in halber Pronationsstellung, die Hand ist stark palmarflektiert, etwas ulnarwärts gerichtet, die Finger sind über dem eingeschlagenen Daumen stark gebeugt. Diese anomale Haltung ist durch Kontrakturen bedingt, die die Bewegungen aller Gelenke hindern, namentlich aber zu unüberwindbarer Fixierung der Hand führen. Von dieser starken Ausprägung der spastischen Armparese gibt es Abstufungen bis zu geringen Spasmen und Bewegungsstörungen; aber immer ist die Hand am stärksten betroffen, im Gegensatz zur Poliomyelitis, bei der die Schulter am meisten geschädigt erscheint. Dort wo die Spasmen nicht jede Beweglichkeit hemmen, kann man sich auch von dem Vorhandensein von Paresen überzeugen, die sich in der Hand und in den Fingern am deutlichsten ausprägen. Es sind feinere Fingerbewegungen, wie Berühren der einzelnen Finger mit dem Daumen, Spielen mit kleinen Gegenständen, Schreiben, Zeichnen, Handarbeiten oft schwer durchführbar und auch später bei allmählicher Besserung der Symptome schlecht erlernbar. Man trifft immer wieder auf Kinder, die wegen ihrer schlechten manuellen Leistungen in der Schule getadelt werden und bei denen sich Reste zerebraler Hemiplegien nachweisen lassen. Auch unter den Linkshändern finden sich Kinder mit alten hemiplegischen Formen der zerebralen Kinderlähmung.

Die Reflexe sind immer erhöht. Es kommen am Arme in Betracht: Der Tricepsreflex, das ist die Streckung des Vorderarmes bei Schlag auf die Tricepssehne oberhalb des Ellbogengelenkes; der Bicepsreflex, das ist die Beugung des Ellbogens bei Schlag auf den Biceps; der Radiusreflex, das ist eine kurze Beugung des Vorderarmes in Supinationsstellung bei Schlag auf den Radiusknöchel oberhalb des Ellbogengelenkes. Gar nicht selten, namentlich bei sehr frühzeitig entstandenen spastischen Hemiplegien kommt es zu Wachstumshemmung des Armes, insbesondere der Hand, die durch den Vergleich mit der anderen Seite gut erkennbar ist. Sensibilitätsstörungen gehören nicht zum Bilde der zerebralen Kinderlähmung. Die zuweilen beobachteten Störungen der Stereognose beruhen wahrscheinlich darauf, daß die Kinder die zur Abtastung einer Münze notwendigen feineren Fingerbewegungen nicht erlernen konnten. Trophische Hautveränderungen finden sich nicht vor, doch sieht man bei starken Hautkontrakturen mit fixierten Fingern nicht selten, daß der Handteller durch Schweiß mazeriert und bei wenig gepflegten Kindern mit Epithelklümpchen belegt ist; auch Druckstellen durch den angepreßten Daumen kann man zu Gesicht bekommen, da ja die Nagelpflege in solchen Fällen eine recht schwere ist.

An den Beinen, an denen die Strecker gegenüber den Beugemuskeln das funktionelle Übergewicht besitzen, treten Beugekontrakturen nicht in so hohem Grade auf wie an den Armen. Es kommt im Kniegelenk nur zu einer leichten Beugestellung, im Sprunggelenke sogar infolge Anspannung der Wadenmuskeln zu einer spastischen Spitzfußstellung. Meistens besteht auch eine deutliche Adduktion der Oberschenkel, allerdings nicht in dem Maße wie bei der paraplegischen Form der zerebralen Kinderlähmung. Während die Kniegelenkskontraktur meistens lösbar ist, erscheint die Spitzfußstellung oft so stark fixiert, daß sie nur durch Tenotomie der Achillessehne korrigierbar ist. Der Gang ist recht charakteristisch. Das Bein wird nur wenig gehoben, nach außen rotiert (Zirkumduktion) und mit den Zehenspitzen aufgesetzt. In leichteren Fällen fehlt diese Gangstörung; doch zeigt sich bei feineren Beinbewegungen wie Zehenstellung, Hüpfen auf einem Beine eine deutliche Parese. Eine Muskelatrophie besteht nicht; auch die Wachstumsverkümmerung ist, wenn überhaupt vorhanden, nicht so stark ausgeprägt wie zuweilen am Arme. Sehnen- und Hautreflexe sind durchaus erhöht, oder in charakteristischer Weise ausgeprägt. Es kommen in Betracht: Die Patellarsehnenreflexe, die in der raschen Streckung des Unterschenkels bei Beklopfen der Quadrizepssehne bestehen; der Achillessehnenreflex, das ist die Dorsalflexion des Fußes bei Schlag auf die Achillessehne, wobei es nicht selten zu Fußklonus kommt, der auch auftreten kann, wenn der Untersucher die Fußsohle brüsk dorsalflektiert; der Oppenheimsche Reflex, der normalerweise auf einer Plantarflexion der Zehen beruht, wenn stärkere Hautreize an der Innenseite des Unterschenkels einwirken (starkes Streichen mit dem Perkussionshammer von oben nach unten, Kneifen, Stechen); bei spastischen Zuständen an den Beinen äußert sich der Reflex in einer Dorsalflexion der Zehen und des Fußes; der Reflex von Rossolimo zeigt sich in einer Plantarflexion der Zehen und Abduktion der großen Zehe bei Beklopfen der Plantarfläche der Zehen; der nach Bechterew genannte Reflex besteht normalerweise in einer bei Beklopfen am oberen Anteil des Fußrückens auftretenden Dorsalflexion der Zehen, während bei Spasmen eine Plantarflexion oder Spreizung der Zehen auftritt; der bekannte Babinski-Reflex ist für eine Läsion der Pyramidenbahnen, also auch für spastische zerebrale Kinderlähmung recht charakteristisch; er besteht in diesen Fällen in einer isolierten Dorsalflexion der großen Zehe bei Bestreichen der Fußsohle; unter normalen Verhältnissen tritt nur eine Beugung der Zehen auf. Da bei Säuglingen etwa bis zum Ende des ersten Jahres der Reflex auch physiologisch auftritt, ist er in dieser Altersstufe diagnostisch nicht zu verwerten. Bei starken Spasmen findet man oft einen „Dauerbabinski", d. h., eine konstante Dorsalflexion der großen Zehe, welche natürlich die Auslösung des Reflexes unmöglich macht.

Die Intensität der Erkrankung des Beines bei der zerebralen Hemiplegie kann sehr verschieden sein. Während sie in ausgeprägten

Fällen so deutlich ist, daß das Krankheitsbild ein überaus charakteristisches wird, ist in anderen Fällen das Betroffensein des Beines nur durch Steigerung der Reflexe und Ungeschicklichkeit bei feineren Bewegungen gekennzeichnet.

Die Spasmen schwinden im Schlafe nicht vollständig. Sie lassen allerdings bei Ruhe nach — soferne keine festen Kontrakturen bestehen — und steigern sich bei Erregung und beim Versuche aktiver Bewegungen. Die motorische Unruhe bei intendierten Bewegungen kann auch in Ataxie und Tremor ihren Ausdruck finden. Über die gar nicht seltenen spontanen choreatischen und athetotischen Bewegungen, die sogenannten posthemiplegischen Bewegungsstörungen, wird im Abschnitte über die extrapyramidalen Formen der zerebralen Kinderlähmung gesprochen werden.

Recht häufig sieht man dort wo keine Dauerkontrakturen bestehen, Mitbewegungen der kranken bei gewollten Bewegungen der gesunden Seite. Beim Laufen wird der Arm gehoben und flügelartig bewegt, Handgriffe der gesunden Seite werden unbeabsichtigt auf der kranken nachgeahmt. Auch Mitbewegungen der gesunden Seite bei Aktionen der gelähmten sind zu beobachten.

Zuweilen sind die Halsmuskeln der gelähmten Seite ebenfalls in einem spastischen Zustande und bedingen dann eine abnorme Kopfhaltung, indem der Kopf nach der kranken Seite gebeugt und so gedreht wird, daß das Gesicht nach der gesunden Seite hin gerichtet erscheint.

Der hemiplegische Typus der zerebralen Kinderlähmung wird durch die einseitige Gesichtslähmung ergänzt. Die Lähmung hat den Typus der „zerebralen Fazialislähmung", d. h., sie betrifft nur den mittleren und unteren Ast, ist nicht sehr stark, wird namentlich bei mimischer Aktion erkennbar und führt nicht zu Atrophie und Entartungsreaktion. Daß die Intensität dieser Gesichtslähmung eine recht wechselnde sein kann, haben wir bereits erwähnt; namentlich in älteren Fällen von zerebraler Kinderlähmung kann sie nahezu vollständig verschwunden sein. Zuweilen kommt es im gelähmten Fazialisgebiet zu Kontrakturen oder zu Zuckungen, so daß der Eindruck entsteht, daß die gesunde Seite die paretische sei. Auf die Störungen der Fazialisinnervation bei der Pseudobulbärparese werden wir noch zu sprechen kommen.

Sprachstörungen kommen bei zerebraler Hemiplegie gar nicht selten vor. Reine Aphasien bei rechtseitigen Lähmungen sind nicht so häufig und charakteristisch wie etwa bei Hemiplegien Erwachsener. Sie verbergen sich bei frühzeitig entstandener Hemiplegie wohl oft unter der erschwerten Sprachbildung überhaupt, die sich bei solchen Kindern recht häufig unabhängig von der Seite der Lähmung vorfindet. Schwerfälligkeit der Artikulation, Stottern, Stammeln sind häufige Begleiterscheinungen einer zerebralen Hemiplegie, noch mehr allerdings einer zerebralen Diplegie. Hemianopsie wurde von Freud schon bei kleinen Kindern an dem erstaunten Gesichte erkannt, wenn ein ihnen gezeigter Gegenstand in der leeren Gesichtsfeldhälfte verschwand. Zu den seltenen Symptomen der zerebralen Hemiplegie gehört noch eine einseitige Lähmung des Hypyglossus und des motorischen Trigeminus. Auf diese anderen Störungen im Bereiche der Hirnnerven wird bei Besprechung der Pseudobulbärparalyse eingegangen werden.

Ältere Zusammenstellungen haben eine geringe Bevorzugung der rechten Körperhälfte bei hemiplegischer Form der zerebralen Kinderlähmung erkennen lassen, doch sind die Zahlen nicht so überzeugend, um daraus Schlüsse ziehen zu können.

Der Verlauf der hemiplegischen zerebralen Kinderlähmung ist insoferne nicht ganz ungünstig, als wohl jedes Kind gehfähig wird und im allgemeinen die Neigung zur Besserung besteht. Das gilt insbesondere für die Gesichtsmuskulatur und für das Bein; für den Arm nur dann, wenn keine Kontrakturen vorhanden sind; in diesem Falle kann es durch Zunahme der Zwangsstellungen zu einer Verschlechterung der Funktion kommen. Prognostisch ungünstig sind auch die extrapyramidalen ,,posthemiplegischen Bewegungsstörungen". Sehr wesentlich und keineswegs erfreulich wird das Schicksal solcher Kinder durch vorhandenen Schwachsinn und durch epileptische Anfälle beeinflußt.

Über die Beziehungen zwischen bestimmten anatomischen Befunden und veranlassenden Erkrankungen und der zerebralen Hemiplegie wurde bereits einiges gesagt. Antenatale Gehirnveränderungen dürften nur ganz selten zu hemiplegischen Erkrankungsformen führen, während den intra partum entstandenen Blutungen im Bereiche einer Gehirnhälfte eine größere Bedeutung zukommt. Noch häufiger sind extrauterine Gehirnerkrankungen wie Enzephalitis, thrombotische Erweichungsherde (Syphilis) die Ursache halbseitiger Kinderlähmungen. Von all diesen Formen sind jene nach syphilitischer Hirnerweichung die schwersten. Bei den nach akuter Enzephalitis auftretenden Hemiplegien sieht man zuweilen anfangs recht ausgeprägte Halbseitenlähmungen sich innerhalb kurzer Zeit auf geringe Reste zurückbilden.

II. Die diplegischen Formen.

Man hat früher die beiderseitigen und die den ganzen Körper umfassenden spastischen Lähmungen unter verschiedenen Namen geführt und es ist Freuds Verdienst, sie als zerebrale Diplegien den länger bekannten zerebralen Hemiplegien an die Seite gestellt zu haben. Eine Unterteilung dieser Fälle bezieht sich auf die Schwere und Ausdehnung der Symptome.

Die Merkmale, welche wir als charakteristisch für die hemiplegische Form der zerebralen Kinderlähmung kennengelernt haben, können auch beiderseits auftreten. Man bezeichnet solche Fälle als bilaterale Hemiplegie. In der Regel sind hiebei nicht beide Seiten gleichmäßig betroffen, so daß wechselvolle Krankheitsbilder zustande kommen. So gibt es Fälle, bei denen auf der einen Seite ausgesprochene Kontrakturen, insbesondere des Armes und der Hand, bestehen, während die andere Seite nur leichte Spasmen aufweist. Es kann auch vorkommen, daß eine Seite, von einer mäßigen spastischen Hemiplegie betroffen ist, während die andere frei zu sein scheint; genauere Untersuchung ergibt aber auch auf dieser Seite eine Reflexsteigerung, eine erhöhte Rigidität, eine Ungeschicklichkeit bei feineren Bewegungen. Zuweilen besteht ein Mißverhältnis zwischen der Beteiligung der Arme und der Beine an der spastischen Lähmung. Man findet deutlich Störungen an den oberen und nur mäßige Spasmen an den unteren Extremitäten, man sieht bei einer verschieden starken Ausprägung der Armlähmungen eine beide Beine gleichmäßig betreffende Spastizität und man trifft endlich auf Fälle, bei denen die Arme nur wenig geschädigt erscheinen, während die Beine starke spastische Paraplegie aufweisen; die letztgenannten Fälle bieten den Übergang zu der im nächsten Abschnitte zu besprechenden paraplegischen Starre. Ein Ergriffensein der Rumpfmuskulatur ist zwar oft vorhanden, doch stört es gewöhnlich nicht die aufrechte Haltung und das Gehen. Allerdings ist das Erlernen des Aufsetzens, Aufstehens, Gehens bei diesen meistens angeborenen Zuständen verzögert und die Eltern kommen oft erst nach verschiedenen Lebertran-, Vigantol- und Bestrahlungskuren zu der Erkenntnis, daß bei den Kindern eine Störung von Seite des Nervensystemes vorliege. Auch wenn das Gehen erlernt ist, geschieht es in den ausgeprägten Fällen der Krankheit schwerfällig, mit unsicheren kleinen Schritten, mit Spitzfußstellung und mit einem Vorwärtswerfen jeder Körperhälfte beim Ausschreiten. Auch in leichteren Fällen fällt das Ambodenkleben und das Auftreten mit den Zehen auf. Recht häufig kommen Mitbewegungen und Zwangshaltungen beim Gehen vor, ebenso wie eine Zunahme der Spasmen bei intendierten Bewegungen, beim Sprechen, bei Erregungen. Auch Tremor wird zuweilen beobachtet. Eine Beteiligung der Gesichtsmuskulatur gehört wohl zum Bilde der bilateralen Hemiplegie, doch ist sie meistens nicht hochgradig und daher nur in solchen Fällen deutlich erkennbar, bei denen beide Seiten ungleichmäßig betroffen sind. Wachstumverkümmerung einer Extremität kann bei der bilateralen Hemiplegie ebenso vorkommen wie bei der einseitigen; beiderseitiges Vorhandensein ist schwer festzustellen. Als eine zuweilen beobachtete Komplikation ist eine Hüftgelenksluxation zu verzeichnen, die vielleicht durch abnormen Muskelzug zustande kommt und kein günstiges Objekt für eine chirurgische Behandlung darstellt. Geistige Zurückgebliebenheit ist ein häufiges, Pseudobulbärparalyse und Epilepsie sind ebenfalls nicht seltene Begleitsymptome der bilateralen Hemiplegie. Die Geistesbeschaffenheit und die Erschwerung aller motorischen Aktionen bedingen bei solchen Kindern eine beträchtliche Minderwertigkeit, welche einen Schulunterricht und andere Ausbildungen beträchtlich hindert. Krüppelheime, Schwachsinnigenanstalten, Versorgungshäuser sind überaus häufig die Endstation dieser bedauernswerten Geschöpfe.

Als eine andere noch schwerere Form der zerebralen Diplegie ist die allgemeine Starre (Freud) anzusehen. Bei dieser befindet sich der ganze Körper in einem Zustande hoher Spastizität, so daß die Kinder wie ein Stück Holz steif im Bette liegen, Arme und Beine starr halten, nicht imstande sind, sich aufzurichten oder zweckmäßige Bewegungen auszuführen. Manchmal gelingt es solchen Kindern, das Aufsetzen zu erlernen, wobei sie mit gekrümmtem Rücken eine nach vorne geneigte Haltung einnehmen und am Rücken gestützt werden müssen. Die Kontrakturstellung der Extremitäten ist beiderseits nahezu gleich; jedenfalls gehören starke Differenzen oder eine vorwiegend einseitige Störung nicht zum Bilde dieser Form der zerebralen Diplegie. Hochgradiger Schwachsinn und Unvermögen zu sprechen sind recht häufig mit der allgemeinen Starre verbunden, doch kenne ich auch Fälle mit starken Intelligenzresten und gutem Sprachvermögen. Die Reflexe sind, wenn überhaupt auslösbar, durchaus gesteigert. Zuweilen findet sich der Oppenheimsche Freßreflex, der, sonst nur dem Säuglingsalter eigentümlich, darin besteht, daß bei Berührung der Lippe, Zunge, Mundschleimhaut mit einem Stäbchen Saug- oder Kaubewegungen auftreten. Ein anderer ebenfalls aus dem frühesten Säuglingsalter stammender, zuweilen bei der allgemeinen Starre erhaltener Reflex ist der Umklammerungsreflex, der sich in einem plötzlichen Zusammenfahren und Nachvornestrecken der Arme bei brüskem Druck auf den Oberschenkel oder bei raschen passiven Bewegungen äußert. Häufiger als dieser Reflex ist eine starke Reaktion auf akustische Reize, die sich schon im frühen Säuglingsalter durch Zusammenzucken, Aufschreien bei unvermittelten Geräuschen (z. B. Zuschlagen einer Türe, plötzliches lautes Sprechen) kundgibt. Dieser Schreckreflex ist nicht nur bei der allgemeinen Starre, sondern auch bei anderen Formen der zerebralen Kinderlähmung anzutreffen.

Eine Reihe somatischer Symptome findet man sowohl bei der bilateralen Hemiplegie als auch bei der allgemeinen Starre. Zu diesen gehört namentlich die Mikrozephalie, die manchmal so hochgradig sein kann, daß man die Fälle als mikrozephale Starre bezeichnet hat. Eine Sonderstellung kommt aber diesen Fällen nicht zu, da bei ihnen nur eine stärkere Ausprägung eines bei zerebralen Diplegien häufigen Befundes vorliegt. Von Seiten der Augen finden sich Strabismus, Nystagmus, hie und da Sehnervenatrophie, die wohl als Restsymptom einer enzephalitischen Erkrankung zu werten ist. Das Hörvermögen ist, wie schon aus dem erwähnten akustischen Schreckreflex erkennbar ist, manchmal überraschend gut ausgeprägt, so daß die Kinder nicht nur mit Musik zu beruhigen sind, sondern auch manchmal bei ungenügendem Sprachvermögen Melodien nachzusummen vermögen. Die Erschwerung des Sprechens, Kauens, Schluckens ist nicht nur durch geistige Minderwertigkeit, sondern auch durch die oft vorhandene Pseudobulbärparalyse bedingt. Die Erziehbarkeit dieser Kinder ist eine recht geringe, die Fälle von allgemeiner Starre bieten recht oft das Bild der allerschwersten Idiotie dar.

Die bilaterale Hemiplegie und die allgemeine Starre sind in der Regel angeboren. Fötale Erkrankungen werden ebenso als Ursachen beschuldigt wie Gehirnverletzungen während der Geburt. Nach neueren Ansichten dürfte die Rolle der Geburtsschädigungen eine viel größere sein als die der intrauterinen Erkrankungen. Man darf annehmen, daß ganz schwere Traumen das Gehirn betroffen haben, die gerade noch an den lebenswichtigen Zentren Halt gemacht, aber sonst — wenigstens bei manchen Fällen von allgemeiner Starre — einen Zustand geschaffen haben, der an großhirnlose Mißbildungen erinnert. Die Kennzeichen einer tiefgreifenden durchgemachten Erkrankung ergibt auch der pathologisch-anatomische Befund solcher Fälle. Die Verkleinerung des Schädelumfanges ist durch eine Pseudomikrozephalie bedingt, bei welcher Zerstörungen ausgedehnter Gehirnanteile ein Weiterwachstum des Gehirnes gehindert und dadurch ein Kleinbleiben des Schädels bedingt haben. Gegenüber diesen durch Defekte, Höhlenbildungen, Sklerosierungen, Schrumpfungen im Bereiche der Großhirnhemisphären charakterisierten pseudomikrozephalen Befunden treten echte, durch fötale Entwicklungshemmung bedingte Mikrozephalien als Ursache zerebraler Diplegien an Bedeutung zurück. Für manche Fälle bilateraler Hemiplegien werden auch extrauterine Schädigungen, insbesondere Enzephalitiden verantwortlich gemacht. Es dürfte dies schon deswegen eine große Seltenheit sein, weil so ausgebreitete Entzündungen, wie sie als Vorbedingung für eine bilaterale Hemiplegie angenommen werden müßten, wohl kaum mit dem Weiterleben des Erkrankten verträglich sind.

Mit dem Namen „anfallsweise Starre" wurde eine Form der zerebralen Diplegie bezeichnet, bei der in der Ruhe die Muskeln schlaff sind, bei Erregungen, Intentionen aber sofort starr werden. Es handelt sich anscheinend um eine abgeschwächte, leichte Form der zerebralen Diplegie, die man aber wohl kaum in eine eigene Gruppe einreihen muß.

III. Die paraplegische Starre

Als eine dritte wohlcharakterisierte Gruppe der zerebralen Kinderlähmung sind die als paraplegische Starre bezeichneten Fälle anzusehen. Bei ihnen konzentriert sich die spastische Lähmung vorwiegend auf die Beine, während die Arme gar nicht oder nur wenig betroffen sind. Schon beim Säugling fällt die gestreckte Haltung der Beine, ihre Neigung zum Überkreuzen, die Spitzfußstellung auf; recht oft besteht eine dauernde Dorsalflexion der großen Zehen (Dauerbabinski). Die von den Kindern lebhaft gewünschten und versuchten Gehübungen scheitern anfangs an dem Unvermögen, die Beine zum Ausschreiten zu erheben, und an der durch starke Adduktorenspannung bedingten Neigung zum Überkreuzen der Oberschenkel. Schließlich gelingt ein mühseliges Trippeln mit überkreuztem Bein und Spitzfußstellung. Auch bei allmählicher Besserung bleibt der Gang immer schwerfällig, mit kurzen schlürfenden Schritten, geringem Erheben der Beine vom Boden, vornübergeneigter Haltung und großer Schwierigkeit, ein Weghindernis zu überschreiten oder eine Stufe zu ersteigen. Trotzdem sind die Kranken schließlich meistens imstande, ohne Stock zu gehen, und scheuen sich nicht, große Strecken in der verkehrsreichen Stadt allein zu durchwandern. Bei passiven Bewegungen erweisen sich die Beine als stark hypertonisch, die Kniegelenke sind in Streckstellung, die Füße in Spitzfußstellung fixiert. Die Muskeln sind gut ausgebildet, manchmal geradezu hypertrophisch. Mehr als bei anderen Formen der zerebralen Kinderlähmung treten hier die Paresen gegenüber den Spasmen zurück. Die Reflexe sind durchaus gesteigert, insoferne die starke Spastizität ihre Auslösbarkeit ermöglicht. Der immer vorhandene Babinskireflex ist bei einer dauernden Dorsalflexion der großen Zehen oft nicht nachweisbar. Recht oft besteht Fußklonus. In der Regel beschränkt sich die Störung auf die Beine. Zuweilen ist eine geringe Mitbeteiligung der Arme durch Reflexsteigerungen, Tonuserhöhung, Ungeschicklichkeit erkennbar; solche Fälle bilden den unscharfen Übergang zu den zerebralen Diplegien. Eine recht häufige Begleiterscheinung dieser Form der zerebralen Kinderlähmung ist der Strabismus. Die Intelligenz ist zumeist völlig normal. Auch epileptische Anfälle kommen bei dieser Form der zerebralen Kinderlähmung nicht vor.

Die paraplegische Starre ist von allen Formen der zerebralen Kinderlähmung am schärfsten charakterisiert. Sie ist immer angeboren und findet sich namentlich bei Frühgeborenen. Man hat früher gemeint, daß eine ungenügende Entwicklung der motorischen Bahnen zur Zeit der Geburt Degenerationen zur Folge habe, ist aber jetzt recht allgemein der Ansicht, daß Blutungen während der Geburt die Krankheit bedingen. Wo der Sitz dieser Blutungen ist, scheint allerdings nicht sicher aufgeklärt. Die seinerzeit ausgesprochene Annahme, daß intrameningeale Blutungen mit besonderer Schädigung der Lobuli paracentrales (des Sitzes der kortikalen Beinzentren) die Ursache der Krankheit seien, ist nicht widerlegt, aber durch neuere Untersuchung noch nicht bestätigt worden. Auch eine Beziehung zum Pallidumsystem wurde erwogen. Der Zusammenhang dieser Fälle mit Geburtstraumen war schon Little aufgefallen, dessen berühmte Mitteilung sich vornehmlich auf solche Fälle bezog. Auch andere früher gebräuchliche Bezeichnungen, wie spastische Spinalparalyse, Tabes spasmodique, kennzeichnen hauptsächlich die hier besprochenen Zustände.

IV. Das Syndrom der Pseudobulbärparalyse

Pseudobulbäre Symptome stellen nicht wie die in den vorstehenden Abschnitten behandelten Formen der zerebralen Kinderlähmung einen gesonderten Typus dar, sondern sie kennzeichnen eine Gruppe von Merkmalen, die sich mit verschiedenen Formen der zerebralen Kinderlähmung vereinigen können. Am ehesten begegnet man ihnen bei den zerebralen Diplegien, auch bei zerebraler Hemiplegie, aber nicht bei der paraplegischen Starre. Peritz, der eine genaue Darstellung des Krankheitsbildes geliefert hat, unterscheidet spastische und paralytische Formen.

Als Begleiterscheinung der zerebralen Kinderlähmung kommt hauptsächlich die spastische Form der Pseudobulbärparalyse in Betracht. Das Gesicht ist starr, mimisch wenig beweglich, die Lippen sind aneinandergekniffen und können weder zur Rüsselbildung noch zum Pfeifen gestaltet werden, die Zunge ist schwer beweglich und kann nicht aus dem Munde herausgestreckt werden. Dementsprechend ist die Kau- und Schluckfunktion stark gehindert; die Schluckfunktion deswegen, weil der Bissen durch die ungeschickten Mund- und Zungenbewegungen schlecht nach hinten gebracht werden kann; der Schluckreflex selbst ist erhalten. Aus demselben Grunde und wegen der Schwierigkeit, den Mund zum Ausspucken zu formen, sammelt sich der Speichel im Munde an und rinnt dann an den Mundwinkeln heraus. Beim Lachen und Weinen kommt es zu absonderlichen Grimassen. Die Sprache ist stark gestört, abgehackt, schwerfällig, oft von Mitbewegungen und Gesichterschneiden begleitet. Der Freßreflex Oppenheims ist oft auslösbar. Manchmal ist die Nackenmuskulatur auch von Spasmen ergriffen, so daß der Kopf mit erhobenem Kinn rückwärts gebeugt ist, etwa wie bei Menschen mit angeborener Ptosis. Ibrahim erwähnt auch Vagussymptome (Atmung—Herzstörungen) sowie Stimmbandparesen unter den Symptomen der Pseudobulbärparalyse.

Neben der spastischen beschreibt Peritz eine paralytische Form der Pseudobulbärparalyse, bei der dieselben Muskeln betroffen und funktionell geschädigt sind wie bei der spastischen Form, aber die Tonussteigerung fehlt. Von der echten durch Erkrankung der Medulla oblongata bedingten Bulbärparalyse unterscheidet sich diese Form durch das Fehlen der Abmagerung, der Entartungsreaktion, der Progression.

Der Intelligenzzustand solcher Kinder ist oft herabgesetzt, doch darf man sich durch die mangelnde Mimik, durch die erschwerte Sprache und durch den Speichelfluß nicht verleiten lassen, von vornehrein höhere Schwachsinnsgrade zu diagnostizieren.

Das Syndrom der Pseudobulbärparalyse ist nicht an die zerebrale Kinderlähmung gebunden. Man findet es bei progressiven Hirnsklerosen, bei Hirntumoren, bei Lues, bei Status epilepticus, bei endogenen Hirnaffektionen. Hier interessieren uns nur Fälle, welche bei den verschiedenen Fällen zerebraler Hemiplegie und Diplegie anzutreffen sind. Welcher anatomische Prozeß diesen Symptomen zugrunde liegt, ist keineswegs sichergestellt. Ausgebreitete Hirnläsionen im Sinne von Porencephalien sind anatomisch nachgewiesen worden. Möglicherweise spielen Erkrankungen subkortikaler Zentren bei der Entstehung der Pseudobulbärparalyse eine Rolle.

Ebenso wie die verschiedenen Formen der zerebralen Kinderlähmung, deren Begleiterscheinung sie darstellt, kann auch die Pseudobulbärparalyse auf antenatal, natal und postnatal entstandenen Hirnläsionen beruhen; man hat sie auch als Residuum nach Enzephalitis beobachtet. Bei angeborenen Fällen dauert es manchmal Wochen und Monate, bevor die Erscheinungen deutlich erkennbar werden. Zeigt auch die Pseudobulbärparalyse wie alle spastischen Merkmale der zerebralen Kinderlähmung eine Neigung zur Besserung, so stellt sie doch eine ernste Störung dar, da die Ernährung, Erziehung, Einfügung in Haus und Schule gehindert sind. Auch die erwähnte, oft vorhandene geistige Minderwertigkeit bildet ein Hindernis für eine gedeihliche Fortentwicklung solcher Kinder.

B. Fälle mit vorwiegender Beteiligung extrapyramidaler Bahnen.

In älteren hirnanatomischen Darstellungen finden wir drei große Gebilde grauer Substanz als Stammganglien angeführt, den Thalamus opticus, den Nucleus caudatus und den Nucleus lentiformis. Der Nucleus lentiformis wurde in zwei Abschnitte geschieden, das Putamen und den Globus pallidus. Man hat später erkannt, daß das Putamen gemäß seiner Entwicklung, seinem histologischen Bau und seiner chemischen Beschaffenheit (Eisenreaktion) dem Nucleus caudatus zugehört und hat diese grauen Kerne als Striatum zusammengefaßt. Das Pallidum ist ein davon abzutrennendes Gebilde. Neuere sehr wertvolle Untersuchungen haben gelehrt, daß ein Teil dieser Stammganglien gemeinsam mit anderen benachbarten grauen Massen in Beziehung zu den motorischen Aktionen stehen. Man hat alle diese Gehirnanteile als extrapyramidales motorisches System zusammengefaßt. Zu diesem extrapyramidalen motorischen System gehören das Striatum (d. i. Nucleus caudatus und Putamen), das Pallidum, das Corpus subthalamicum (Luysscher Körper), die Substantia nigra, der Nucleus ruber. Spatz rechnet auch den Nucleus dentatus des Kleinhirnes dazu. Der Thalamus opticus wird nicht in dieses System eingereiht, weil er ein vorwiegend sensibles-sensorisches Zentrum darstellt. Die einzelnen Teile des extrapyramidalen motorischen Systems hängen durch kurze Nervenbahnen teils untereinander teils mit den großen motorischen Pyramidenbahnen zusammen, ohne daß die letzteren direkt mit einem der Zentren in Beziehung treten.

Die Art, wie dieses extrapyramidale motorische System auf die motorischen Funktionen einwirkt, ist Gegenstand eingehender Forschungen gewesen. Wir wissen, daß namentlich Tonusänderungen der Muskulatur sowie unwillkürliche Bewegungsstörungen und Haltungsanomalien die wesentlichsten Merkmale einer Erkrankung im Bereiche des extrapyramidalen motorischen Systems darstellen, aber wir sind noch nicht so weit, um einen sicheren Zusammenhang bestimmter Symptome mit bestimmten Lokalisationen innerhalb des extrapyramidalen motorischen Systems aufzustellen. Wenn man also beispielsweise von einem Striatumsyndrom spricht, bei dem athetotische Bewegungen, Neigung zu Mitbewegungen, zu starken Ausdrucksbewegungen vorhanden sind, und demgegenüber das Pallidumsyndrom stellt, welches sich durch eine Erhöhung des Muskeltonus mit Bewegungsarmut und Herabsetzung der Ausdrucksbewegungen kennzeichnet, so trifft dies wohl für einige, aber nicht für alle klinisch hierhergehörigen Krankheitsbilder zu. Man wird sich daher einstweilen damit begnügen, die Diagnose einer Erkrankung des extrapyramidalen Systems ohne bestimmte Lokalisation zu stellen.

Von den oben erwähnten Merkmalen der Erkrankungen des extrapyramidalen motorischen Systems macht sich die Tonusveränderung vornehmlich in der Rigidität der Muskeln bemerkbar, die durch einen „wächsernen" Widerstand bei passiven Bewegungen (im Gegensatz zum „federnden" Widerstand bei Spasmen), durch Verharren in eingenommenen Stellungen (z. B. schweres Lösenkönnen eines Händedruckes), durch Haltungsanomalien (die aber im Gegensatz zu spastischen Kontrakturen willkürlich zu beheben sind), durch nicht gesteigerte Sehnen- und vorhandene Babinskireflexe charakterisiert ist. Die Bewegungsstörungen können entweder hypo- oder akinetische oder hyperkinetische sein. Bei den Hypokinesen ist die Bewegungsarmut, das Fehlen von Mitbewegungen (z. B. Armeschlendern beim Gehen), der Mangel an Ausdrucksbewegungen (auch in der Mimik) und Abwehrbewegungen (z. B. Nichtverscheuchen einer im Gesichte sitzenden Mücke) auffällig. Die hyperkinetischen Bewegungsstörungen sind als athetotische und choreatische bekannt. Auch manche Tikformen und Myklonien gehören hieher. Schwere Verkrümmungen mit Torsionen des ganzen Rumpfes sind ebenfalls Erkrankungssymptome innerhalb des extrapyramidalen Systems.

Extrapyramidale Symptome können durch intrauterine Läsionen, ferner durch angeborene oder endogene Degenerationen, durch Entzündungen, durch Neubildungen, durch Verletzungen, durch arteriosklerotische Gefäßveränderungen zustande kommen. Es können dadurch sehr verschiedenartige Krankheiten entstehen.

Für die extrapyramidalen Formen der zerebralen Kinderlähmung müssen dieselben Kriterien gelten wie für die pyramidalen Fälle. Es muß sich um Restzustände nach Erkrankungen der entsprechenden Gehirnanteile handeln, bei denen das Hinzutreten neuer zerebraler Symptome nicht zum Krankheitsbilde gehört. Als Ursachen müssen wir gleichfalls fötale, natale und extrauterine Hirnschädigungen annehmen, ohne freilich in allen Fällen diesbezüglich sichere Entscheidungen treffen zu können.

Zu den extrapyramidalen Formen der zerebralen Kinderlähmung rechnet man jetzt die bilaterale Athetose, die überhaupt eines der ausgeprägtesten Beispiele einer Erkrankung des extrapyramidalen motorischen Systems darstellt. Die von C. Vogt genau studierte Krankheit wird von den Franzosen als maladie de Mme. Cécile Vogt bezeichnet. Das Symptomenbild der Krankheit ist folgendes: Die Finger befinden sich in dauernder Unruhe, werden gespreizt, gestreckt, eingeschlagen, so daß das Ergreifen und Festhalten eines Gegenstandes nur schwer möglich ist. Auch die Zehen zeigen ständige Bewegung. In schweren Fällen ist der Körper gleichfalls von der Unruhe ergriffen, das Gehen kaum oder gar nicht möglich. Die Erlernung des Sprechens stößt auf große Schwierigkeiten, da die Kranken die hiezu nötigen Muskeln nicht in ihrer Gewalt haben. Jede Erregung und jeder Versuch einer motorischen Leistung führt zur Steigerung der Muskelunruhe, oft auch zu bizarrem Gesichterschneiden. Das ganze Gehaben dieser Kranken ist ein ständiger Kampf gegen ihre störenden und unzweckmäßigen Bewegungsimpulse, der wenig Aussicht auf Erfolg bietet. Die Kranken sind um so bedauernswerter, als sie in der Regel geistig normal sind und das Bedrückende ihres Zustandes voll empfinden.

Nicht viel anders stellt sich das Bild der bilateralen Chorea dar. Die Bewegungen sind hier nicht auf kleine Einzelaktionen der Gelenke beschränkt, sondern sie umfassen die ganzen Extremitäten, sind fahrig, unkoordiniert, über das Ziel schießend. Durch die Anspannung der Nackenmuskulatur wird zuweilen eine Rückwärtsneigung des Kopfes, durch die Unruhe der Stammuskulatur eine Drehung des Körpers hervorgerufen. Auch hier steigert Erregung und Intention die Unruhe beträchtlich, Sprech- und Gehschwierigkeiten sind ebenso wie bei der athetotischen Form vorhanden. Es lassen sich überhaupt die beiden Formen kaum scharf voneinander trennen und man spricht am besten von athetotisch-choreatischen Bewegungsstörungen. Die Muskeln sind gut entwickelt, manchmal infolge ihrer dauernden Inanspruchnahme hypertrophisch. Die Reflexe sind in der Regel nicht gesteigert, der Babinskireflex ist nicht auslösbar.

Die bilaterale Athetose-Chorea ist in der Regel ein angeborener Zustand. Doch erkennt man die Krankheit meistens erst viel später, da die frühzeitig auftretende Bewegungsunruhe mit Säuglingszappeln verwechselt wird, und da zwischen dem Zeitpunkt des Einsetzens der Läsion und dem Auftreten der klinischen Symptome eine längere Latenzzeit zu bestehen scheint. Haben sich die Bewegungen einmal eingestellt, so darf man nicht erwarten, daß sie wieder zurückgehen. Selbst Besserungen sind nicht zu erwarten; doch gelingt es dem erwachsenen Menschen leichter als dem Kinde, mit einer starken Willensanstrengung beabsichtigte Bewegungen zweckmäßig zu gestalten.

Als Grundlage der bilateralen Athetose wurde von C. Vogt eine Veränderung in beiden Striaten gefunden, die als **Status marmoratus** (état marbré) bezeichnet wird. Es handelt sich im wesentlichen um einen fleckweisen Ausfall von Nervengewebe mit Wucherung von Glia und mit Neubildung markhaltiger Nervenfasern. Wir haben es hier also tatsächlich mit einem wohlcharakterisierten klinischen und anatomischen striären Syndrom zu tun. Bei der bilateralen Chorea finden sich ähnliche Veränderungen im Striatum. Darüber, ob der Unterschied zwischen athetotischen und choreatischen Bewegungen von dem Zeitpunkte der Erkrankung oder von dem Grade und von der Ausdehnung der Zellveränderungen abhängt, sind die Meinungen geteilt.

Wie kommt der Status marmoratus zu Stande? Die Beantwortung dieser Frage ist gleichbedeutend mit jener, ob und wie weit wir berechtigt sind, diese Krankheit unter die extrapyramidalen Formen der zerebralen Kinderlähmung aufzunehmen. Es wurden fötale Schädigungen, endogene familiäre Degenerationen, Entzündungen, Traumen für die Entstehung dieses Status marmoratus verantwortlich gemacht. In letzter Zeit hat Ph. Schwartz gezeigt, daß mindestens für einen Teil der Fälle während der Geburt entstandene Hämorrhagien als Ursachen angenommen werden dürfen. Ist dies richtig — es spricht vieles dafür — so haben wir es bei der bilateralen Athetose und Chorea ebenso mit einem Restzustande einer ausgeheilten Hirnerkrankung zu tun wie bei den Geburtsblutungen innerhalb der motorischen Bahnen und müssen diese Zustände wenigstens zum Teil der zerebralen Kinderlähmung zuweisen.

Diese extrapyramidale Athetose und Chorea kann auch halbseitig vorkommen. Freud beschreibt gemeinsam mit Rie einen als **choreatische Parese** bezeichneten Zustand, bei dem es statt der Lähmung und der Kontrakturen gleich zu choreatischen Erscheinungen kommt. Diese choreatische Parese kann beiderseits auftreten und deckt sich dann wohl mit der oben beschriebenen bilateralen Chorea oder sie ist auf eine Seite beschränkt und ist dann Folge einer abgelaufenen Erkrankung eines Striatums, wie dies auch anatomisch nachgewiesen werden konnte.

Während die bisher besprochenen extrapyramidalen Erkrankungen ziemlich reine Beispiele dieses Typus darstellen, besteht bei anderen viel häufigeren Formen von zerebraler Kinderlähmung eine Kombination pyramidaler und extrapyramidaler Zustände. Es betrifft dies namentlich die von Freud als **posthemiplegische Bewegungsstörungen** bezeichneten Symptomenbilder. In diesen Fällen vereinigen sich ausgesprochene hemiplegische Zerebrallähmungen mit athetotischchoreatischen Bewegungen. Es sind vorwiegend die Arme, ferner auch die Beine und der Rumpf und die Nackenmuskulatur betroffen. Auch im Gesichte kommt es oft zu halbseitigen Zuckungen oder zu anderweitiger Muskelunruhe. Sonst zeigen sich die spastisch paretischen Erscheinungen, wie sie oben bei Besprechung der zerebralen Hemiplegie beschrieben worden sind. Gar nicht selten besteht intellektuelle Minderwertigkeit. Gewöhnlich treten in solchen Fällen zuerst die spastischen Paresen und nachher die unwillkürlichen Bewegungsstörungen auf, so daß Freud sich zu der Bezeichnung der posthemiplegischen Störungen veranlaßt gesehen hat. Es berechtigt dies nicht zu der Annahme zeitlich voneinander getrennter zerebraler Schädigungen, da bei Läsion extrapyramidaler motorischer Zentren eine längere Latenzzeit bis zum Auftreten von Symptomen zu verstreichen pflegt. Auf dem bald erreichten Höhepunkt bildet die Krankheit mit ihrer ständigen durch Erregung gesteigerten Unruhe, ihren Spasmen und Krampfhaltungen und ihrer trotz Paresen manchmal deutlich hypertrophischen Muskulatur ein eindrucksvolles stationäres Bild. Wenn gelegentlich von einer Verschlechterung der choreatischathetotischen Bewegungen gesprochen wird, so dürfte dies wohl eine irrige Beobachtung sein, die durch den normalerweise stattfindenden Rückgang der Spasmen und Paresen und das dadurch bedingte stärkere Hervortreten der posthemiplegischen Unruhe vorgetäuscht wird. Ein hie und da beschriebenes Übergreifen der Bewegungen auf die andere Seite gehört, wenn es sich nicht etwa um Mitbewegungen handelt, nicht zum Bilde der zerebralen Kinderlähmung und dürfte auf anderweitigen Krankheitsprozessen beruhen.

Als den anatomischen Sitz dieser halbseitigen choreatischen und athetotischen Zerebrallähmung müssen wir die Gegend der inneren Kapsel ansehen, wo sich die Pyramidenbahnen und die extrapyramidalen Zentren so nahe berühren, daß eine dort lokalisierte Erkrankung leicht beide Systeme erfassen kann. Geburtsblutungen und anderweitige Verletzungen, Entzündungen, welche diese Gegend betreffen, können das beschriebene Symptomenbild hervorrufen. Anatomisches Material zur weiteren Klarstellung dieser Zusammenhänge wäre noch recht erwünscht.

Diplegische Formen der zerebralen Kinderlähmung können ebenfalls mit choreatisch-athetotischen Bewegungsstörungen verbunden sein. Von der oben beschriebenen reinen bilateralen Athetose und Chorea unterscheiden sich solche Fälle durch das gleichzeitige Vorhandensein spastischer Symptome und entsprechender Reflexsteigerungen. In solchen Fällen können die Symptome beiderseits ungleich ausgeprägt sein. Es gibt auch Fälle mit bilateraler Bewegungsstörung der Arme, während die Beine weniger deutliche Unruhe, aber spastische Paresen aufweisen. Alle diese Fälle sind recht selten.

In Ibrahims Darstellung der zerebralen Kinderlähmung finden wir noch weitere Krankheitsformen unter die extrapyramidalen Störungen eingereiht, so einen atonisch-astatischen Typus (meistens mit Pyramidensymptomen vereint), mit Stirnhirnveränderungen, eine zerebellare Diplegie, die vielleicht auf das Kleinhirn bezogen werden kann, hypertonische Fälle mit Muskelrigidität ohne Spasmen. Auch der Parkinsonismus nach Encephalitis lethargica wurde hieher gerechnet (amyostatische Form der zerebralen Kinderlähmung), doch ist dies wegen der Progredienz der Erscheinungen nicht berechtigt.

C. Imbezilität und Epilepsie.

Eine Herabsetzung der Intelligenz findet sich recht oft bei Kindern mit zerebraler Kinderlähmung. Der Grad dieser geistigen Zurückgebliebenheit ist recht variabel. Völlig blödsinnig sind viele Fälle von angeborener Diplegie; ausgesprochenen Schwachsinn findet man gar nicht selten bei zerebraler Hemiplegie mit und ohne choreatisch-athetotischen Bewegungsstörungen. Auch die Fälle mit Pseudobulbärparalyse gehen meistens mit intellektuellem Rückstand einher. Doch gibt es davon Ausnahmen und namentlich unter Hemiplegikern sieht man zuweilen Menschen mit normaler Verstandestätigkeit, die ihre Studien absolvieren und akademischen Rang erreichen.

Geistig intakt sind in der Regel die Kranken mit paraplegischer Starre und mit bilateraler Chorea-Athetose. Gerade die letzteren Fälle werden oft wegen ihres leeren Gesichtsausdruckes, ihres Grimassenschneidens, ihrer erschwerten undeutlichen Sprache für geistig rückständig gehalten, womit man ihnen Unrecht tut. Sie sind meistens durchaus schulfähig — insoferne sie überhaupt transportabel sind — und weisen auch befriedigende Leistungen auf, wenn man auf ihre manuelle Ungeschicklichkeit Rücksicht nimmt.

Epileptiforme Anfälle sind leider eine nicht gar seltene Begleiterscheinung der zerebralen Kinderlähmung. Sie sind oft mit Imbezillität vereint, während Geistesschwäche auch ohne Krampfanfälle vorkommen kann. Auch hier sind Fälle mit paraplegischer Starre und mit reiner beiderseitiger Athetose oder Chorea meistens verschont. Hingegen sind angeborene Diplegien und Hemiplegien nach Geburtstraumen und nach Enzephalitis (auch nach luetischen Erweichungsherden) recht oft von Krampfanfällen begleitet. Es sind dies die Fälle, die man früher unter die symptomatische Epilepsie eingereiht hat, womit die Kombination von wiederkehrenden Anfällen mit Anzeichen einer lokalisierten Hirnerkrankung gemeint ist. Es gibt Fälle, bei denen sich schon bald nach der Geburt halbseitige Krämpfe einstellen, nach denen eine Halbseitenlähmung zurückbleibt. Oft kommt es auch vor, daß allgemeine Krämpfe post partum als Folge einer natalen Hirnschädigung auftreten, daß aber die spastische Lähmung erst später erkannt wird. Umgekehrt kann es bei durch Geburtstraumen oder durch extrauterine Erkrankungen bedingten Halbseitenlähmungen zu langer Latenzzeit zwischen der Entstehung der Hirnläsion oder der Lähmungen und dem Auftreten der Anfälle kommen. Halbseitenlähmungen müssen durchaus nicht immer mit Halbseitenkrämpfen einhergehen. Man sieht vielmehr gar nicht selten in solchen Fällen Petitmalanfälle, ausschließlich nächtliche Insulte, allgemeine Konvulsionen, wie man sie von der „genuinen" Kinderepilepsie her kennt. Eine Beziehung zwischen der Intensität der Lähmung und der Schwere der Anfälle besteht nicht. Man kann es zuweilen an demselben Falle erleben, daß von vorneherein nicht stark ausgeprägte Halbseitenparesen im Laufe der Jahre zurückgehen, während sich die begleitende Epilepsie in ihrer ganzen Schwere weiterentwickelt. Ausgesprochene Jacksonanfälle, d. h. Zuckungen eines Armes oder Beines mit erhaltenem Bewußtsein, sind bei zerebraler Kinderlähmung kaum zu beobachten. Geistig sind Kinder mit Zerebrallähmungen und Anfällen meistens deutlich geschädigt. Leider zeigt dieser Schwachsinn in der Regel die für die Epilepsie charakteristische Progredienz. Das sind die einzigen Fälle von zerebraler Kinderlähmung mit einer konstanten Verschlechterung.

Differentialdiagnose.

Die Diagnose einer zerebralen Kinderlähmung ist von der Entscheidung abhängig, ob ein vorliegender Krankheitsfall als abgeschlossen anzusehen ist oder nicht. Im Momentbilde hat die zerebrale Kinderlähmung mit verschiedenartigen Krankheiten Ähnlichkeiten, so daß erst Anamnese und Verlauf imstande sind, die Diagnose zu klären. Endogene Erkrankungen, die in früher und später Kindheit oder auch erst beim Erwachsenen meistens auf familiär hereditärer Grundlage auftreten und sich langsam verschlechtern, können in mehreren Formen an die zerebrale Kinderlähmung erinnern. So hat die sogenannte familiäre spastische Spinalparalyse viel Ähnlichkeit mit der paraplegischen Starre, unterscheidet sich aber durch den allmählichen Beginn, das oft familiäre Vorkommen und die stete Progredienz von ihr. Auch die hereditäre Ataxie namentlich in der Form der Marieschen Héredoataxie cérebelleuse, bei der die Reflexe vorhanden sind und Neigung zu Spasmen besteht, kann mit zerebraler Diplegie verwechselt werden; auch hier ist der Beginn im späteren Kindesalter und der progrediente Verlauf entscheidend. Im Säuglingsalter könnten Fälle von **amaurotischer Idiotie**, die ja ebenfalls unter die endogenen Krankheiten zu rechnen ist, wegen der Geistesschwäche und Spastizität so lange mit zerebraler Diplegie verwechselt werden, als kein Augenspiegelbefund vorliegt. Recht schwer ist die diagnostische Sicherstellung der **bilateralen Athetose und Chorea**. Dasselbe Krankheitsbild wie wir es als extrapyramidale Form der zerebralen Kinderlähmung kennengelernt haben, kann bei endogener familiärer Striatumerkrankung vorkommen. Da in beiden Fällen der Anfang ein allmählicher ist, gibt auch die Anamnese keinen diagnostischen Anhaltspunkt. Man wird sich erst nach längerer Beobachtung entscheiden können, da die endogenen Erkrankungen progredient sind; im übrigen ist die ätiologische Klärung dieser Erkrankungen des extrapyramidalen Systems noch sehr ausbaufähig.

Schwere Formen **diffuser Sklerose** führen zu allgemeiner Starre, zu epileptiformen Anfällen, zu Schwachsinn. Bei einmaliger Untersuchung ist die Unterscheidung gegenüber einer zerebralen Diplegie kaum möglich. Man erfährt aber, daß sich der geistige Verfall erst allmählich entwickelt habe, daß er sich rasch verschlechtere und daß auch die Lähmungen früher nicht vorhanden gewesen waren. Auch sind die Anfälle meistens häufiger, plötzlicher, schwerer als es die im Gefolge einer symptomatischen Epilepsie auftretenden Insulte zu sein pflegen. Manche Fälle von **tuberöser Hirnsklerose** gehen namentlich im Säuglingsalter mit Schwachsinn, Anfällen und Lähmungen einher, doch sind die Lähmungen nicht spastisch und nicht sehr ausgeprägt. Die **multiple Hirn- und Rückenmarkssklerose** ist keine Kinderkrankheit, sondern entwickelt sich allmählich in späteren Jahren. Vereinzelte Vorläufersymptome im Kindesalter haben mit zerebraler Kinderlähmung keine Ähnlichkeit, atypische, an zerebrale Kinderlähmung erinnernde Fälle Erwachsener sind durch Anamnese und Verlauf von der zerebralen Kinderlähmung unterschieden.

Schwieriger ist die Abtrennung von der **Gehirnsyphilis**. Man kann bei einer Syphilis, namentlich wenn sie nicht genügend behandelt worden ist, nie sagen, daß der Prozeß abgeschlossen sei und neue Symptome nicht mehr hinzutreten können. In diesem Sinne gehört eine Hirnlues nicht zur zerebralen Kinderlähmung. Doch ist diese Scheidung nicht strenge durchführbar, da die oben erwähnten nach thrombotischen Hirnerweichungen auftretenden Hemiplegien in so charakteristischer Weise das Bild der zerebralen Hemiplegie aufweisen, daß man sie auf Grund der Anamnese nicht gut von den zerebralen Kinderlähmungen trennen kann. Anderweitige Hirnsyphilis ist durch die meistens progrediente Imbezillität und durch die reflektorische Pupillenstarre charakterisiert. Ähnliche Überlegungen gelten auch für den Hydrozephalus, der — selbst nur ein Sammelname für verschiedene mit Schädelvergrößerung einhergehende Erkrankungen — manchmal mit spastischen Lähmungen einhergeht. Hirntumoren können zuweilen hemiplegische, seltener diplegische Symptome aufweisen und dann vorübergehend recht große Ähnlichkeit mit einer zerebralen Kinderlähmung zeigen. Auch hier führen der allmähliche Beginn, das Fortschreiten des Krankheitsprozesses und wohl auch das Vorhandensein von Hirndruck und anderen Hirnsymptomen bald auf den richtigen Weg. Daß gelegentlich Poliomyelitisfälle mit Reflexsteigerungen an den nicht gelähmten Partien zur irrigen Annahme einer Kombination von zerebralen und spinalen Lähmungen geführt haben, wurde bereits oben erwähnt. Schwierig ist oft die Erkennung einer zerebralen Kinderlähmung im Säuglingsalter. Die normalerweise vorhandene Neigung zu Muskelanspannungen und zu Beugestellungen der Extremitäten führen leicht dazu, daß spastische Paresen der zerebralen Kinderlähmung übersehen werden. Auch gibt es bei verschiedenen Krankheiten des Säuglings ausgesprochen hypertonische Zustände, bei denen die Arme in Beugekontrakturen verharren, die sich aber, wenn das Kind am Leben bleibt, wieder verlieren. Daß frühzeitig auftretende athetotische oder choreatische Bewegungen für die physiologische Säuglingsunruhe gehalten werden können, wurde bereits hervorgehoben.

Therapie.

Die Behandlung der zerebralen Kinderlähmung kann nur eine symptomatische sein. Selbst wenn man den zerebralen Sitz der Schädigung genau kennen würde, wären doch chirurgische Eingriffe im Gehirn wenig Erfolg versprechend, da man ja riskieren würde, daß eine gesetzte Hirnnarbe wieder zu zerebralen Lähmungen führte. Behandlungsobjekt müssen in erster Linie die Spasmen und Kontrakturen sein, da selbst dort wo ausgesprochene Lähmungen vorhanden sind, die Kontrakturneigung das Krankheitsbild beherrscht Aus diesem Grunde wird der elektrischen Behandlung ein viel geringerer Wirkungskreis zukommen als bei der spinalen Kinderlähmung. Am ehesten findet sie noch in Form des galvanischen Anodenstromes Verwendung, dem eine beruhigende entspannende Wirkung zugeschrieben wird; man setzt die Anodenplatte an die Peripherie der zu behandelnden Extremität, die Kathode an den Stamm und leitet einen mäßig starken ununterbrochenen Strom durch. Reizwirkung durch die galvanische Unterbrechungskathode oder durch den faradischen Strom kommen nur in Betracht, wo tatsächlich deutliche Lähmungen vorhanden sind; doch achte man darauf, daß nicht die spastischen Antagonisten mitgenommen und in ihrer Wirkung verstärkt werden. Ähnliches gilt von der Massage, die ja bei den meisten gut entwickelten Muskeln wenig Feld zur Betätigung findet.

Anders steht die Sache bei der Bewegungs- und Übungstherapie. Passive Bewegungen, gegebenenfalls mit Zuhilfenahme von Zanderapparaten sollen zur Vermeidung oder Besserung von Kontrakturen und zur Vergrößerung des Bewegungsausmaßes der einzelnen Gelenke frühzeitig begonnen und möglichst lange durchgeführt werden. Manchmal müssen Schienenapparate dafür sorgen, daß die Kontrakturen nicht überhand nehmen. Die Erfahrung, daß in warmen Bädern eine geringe Erschlaffung der gespannten Muskulatur auftritt, kann man sich zu Nutze machen und im Bade Bewegungsversuche anstellen. Ob der Erfolg, über den manchmal nach Badekuren in radiumhaltigen Wässern (Gastein, Joachimstal, Teplitz usw.) oder in Solebädern berichtet wird, auf die spezifische Wirkung des Wassers oder auf die Regelmäßigkeit der warmen Bäder zurückzuführen ist, muß dahingestellt bleiben. Man kann sich auch im Hause Radiumbäder bereiten, indem man dem Wasser kurz vor dem Gebrauche Radium zusetzt (etwa 10 bis 15 Bäder in 5 bis 8 Wochen mit einem Gehalte von zirka 60.000 bis 180.000 Mache-Einheiten). Vor Kohlensäurebädern warnt Peritz wegen des Hautreizes durch die Gasbläschen.

In schweren und älteren Fällen wird man mit der Übungstherapie nicht das Auslangen finden und zu operativen Eingriffen schreiten müssen. Es gilt dies namentlich für Hemiplegien und für die paraplegische Starre, weniger für Diplegien, gar nicht für extrapyramidale Bewegungsstörungen.

Das einfachste Verfahren stellen die Tenotomien dar, für welche nicht nur die spastischen Achillessehnen, sondern auch bei paraplegischer Starre die stark gespannten Adduktoren (Muskeldurchtrennung) in Betracht kommen. Die Erfolge solcher Operationen sind oft recht augenfällig, aber es bestehen auch Nachteile. Der eine ist, daß durch das in überkompensierter Stellung erfolgende Eingipsen der Extremitäten das Gehen vorübergehend unmöglich gemacht und verlernt wird. Man soll daher solche Eingriffe erst dann vornehmen, wenn die Kinder schon gehfähig gewesen sind und wenn genügende Intelligenz vorhanden ist, um eine neue Gehart zu erlernen.

Der zweite Nachteil liegt darin, daß nach solchen Operationen die Tendenz zur Wiederverwachsung der getrennten Teile besteht, welche nur durch sehr sachkundige, lange Zeit durchgeführte Nachbehandlung bekämpft werden kann. Aus diesem Grunde soll man es sich sehr wohl überlegen, an zugereisten Kindern derartige Operationen vorzunehmen, bei denen weder die Möglichkeit noch die Mittel vorhanden sind, um sie viele Monate hindurch einer exakten Nachbehandlung zu unterziehen.

In vielen Fällen wird man mit der einfachen Tenotomie nicht zum Ziele gelangen. Es kommen dann komplizierte Muskel-Sehnen-Nervenoperationen in Betracht, die zu den feinsten Leistungen der modernen Chirurgie gehören. Bei den Muskel- und Sehnentransplantationen handelt es sich darum, die Kraft überspannter Muskeln und Muskelgruppen zu vermindern, um damit den Antagonisten die Möglichkeit einer erhöhten Wirkung zu verschaffen. Das geschieht durch Verlängerung oder Verlagerung eines etwa eine Kontraktur bedingenden Muskels oder auch durch Verkürzung der Sehnen solcher Muskeln, die unter dem Übergewichte der stark angespannten Gegenmuskeln leiden. Auf diesen Prinzipien beruhen alle die oft sehr exakt ausgedachten und jedem einzelnen Falle anzupassenden Methoden, die namentlich an der oberen Extremität zur Anwendung gekommen sind und zuweilen gute Erfolge aufweisen. Allerdings sind manchmal wiederholte Eingriffe notwendig, bevor der Chirurg den gewünschten Effekt erzielt hat. Noch minutiösere Arbeit verlangen die Eingriffe an Nerven, die namentlich in der sogenannten Stoffelschen Operation ihren Ausdruck finden. Es wird ein Teil der motorischen Nerven reseziert, um den Tonus der von ihm versorgten Muskeln herabzusetzen. Auch Nervendurchschneidungen wurden durchgeführt, da unter Umständen ein gelähmter Muskel weniger störend wirkt als ein spastischer, gelenkversteifender. Die Erfolge aller dieser Muskel- und Nervenoperationen sind recht schwankende. Neben manchen sehr deutlichen Funktionsbesserungen gibt es Versager und spätere Verschlechterungen anfänglich günstiger Resultate. Auch in diesen Fällen ist eine sorgfältige, lange dauernde Nachbehandlung eine unumgängliche Forderung.

Ein originelles, geistvolles Verfahren zur Bekämpfung spastischer Extremitätenlähmungen ist die Förstersche Spinalwurzeldurchschneidung. Förster ging von der Idee aus, daß die Muskelspasmen durch periphere Reize immer wieder neu angeregt würden und daß es durch Ausschaltung solcher Reize gelingen müßte, die Spasmen zu verringern. Zu diesem Zwecke werden im Spinalkanal einige der für den entsprechenden Körperteil in Betracht kommenden hinteren Rückenmarkswurzeln durchschnitten. Bei Spasmen des Armes empfiehlt Förster die Durchtrennung des 4., 5., 7., 8. Zervikal- und des ersten Dorsalnerven, bei jenen des Beines die Durchschneidung des 2., 3. und 5. Lumbal- und des 2. Sakralnerven. Doch gilt für die Wahl der zu durchtrennenden Spinalwurzeln keine bestimmte Regel. Der Eingriff ist kein leichter und kein unbedenklicher. Die beschriebenen Erfolge waren manchmal sehr gute, manchmal blieben sie aus und zuweilen waren sie nur vorübergehend. Man wird sich im allgemeinen nicht so leicht zu der Försterschen Operation entschließen, als dies manche Ärzte, welche kranke Kinder mit diesem Wunsche zum Neurologen schicken, zu glauben scheinen. Da auch hier eine sehr genaue Nachbehandlung notwendig ist, zu welcher die tätige Mithilfe des Patienten notwendig ist, wird man geistig stark defekte Kinder von vornherein von der Försterschen Operation ausschließen.

Einzelne hervorstechende Symptome der zerebralen Kinderlähmung bedürfen oft einer Spezialbehandlung. So gelingt es bei **Sprachstörungen** durch systematischen Sprechunterricht, bei mäßigen Graden von **Schwachsinn** durch heilpädagogische Behandlung, bei pseudobulbären Erscheinungen durch Übungstherapie eine Besserung zu erzielen. Die **Epilepsie** erfordert eine entsprechende antiepileptische Therapie. Versuche durch Exzision der Krampfzone im Gehirn (vorhandener Narben, Zysten usw.) führen bei Epilepsie nur selten zu Dauererfolgen.

Ein wenig erfreuliches Gebiet für therapeutische Bestrebungen stellen die **athetotisch-choreatischen** Bewegungsstörungen dar. Selbst eingreifende Operationen in der motorischen Rindenregion sowie an den peripheren Nerven sind von recht zweifelhaftem Erfolge. Von den gegen Schwachsinn und Lähmungen empfohlenen Kuren mit Röntgenbestrahlungen des Schädels (Hypophyse) habe ich nie einen Erfolg gesehen.

Sachregister.

(C siehe auch K und Z, sowie umgekehrt.)

Spinale Kinderlähmung.

Abduzenslähmung 21
Abortive Formen 16, 17
Absteigende Lähmung 21
Achillessehnenreflex 18
Adrenalin 34
Affenpoliomyelitis, experimentelle 3, 10, 11
Affenrückenmark als Virusträger 10
Aidelsberger 6
Altersverteilung 5
Amoss 7
Anzeigepflicht 30
Appendizitis, Differentialdiagnose 27
Armlähmungen 17, 25
Aseptische Meningitis 23, 27
Atmungsmuskeln, Lähmung der 19, 20
Atemluft, Kontaktinfektion durch 8
Atrophie der Muskulatur 18
— des Rückenmarks 13
Ausscheidung des Virus 11, 12
Ataktische Symptome 22
Auriac 6
Ausgang (Prognose) 24
Autosterisables Virus 11
Aycock 7

Barlowsche Krankheit, Differentialdiagnose 29
Bauchmuskellähmungen 17, 19, 26
Beckengürtellähmung 26
Behördliche Maßnahmen 30
Beinlähmungen 17, 25, 36
Berufszweige und Erkrankung 6
Blasenstörungen 15, 20

Blutbild 20
— -gruppenverteilung 20
— -körperchensenkung 20
Bokay v. 6
Bordier 34
Bulbäre Symptome 21
— Form 17
Butter als Übertragungsmittel 10

Campbell 11
Chemikalien, Einwirkung von — auf den Virus 13
Chirurgische Behandlung 37
Clarkesche Säulen 12
Cylotropin 34

Dauerlähmung 25
Defektheilung 27
Deformitäten 25
Degeneration 13
Desinfektion 30
Diathermie 35
Differentialdiagnose 27 u. f.
Dromedartypus des Fiebers 14
Dystrophia muscularis 29

Eckhardt 6, 25
Eckstein 23
Eichelburg 6
Eiweißgehalt des Liquor 15
Elektragolbehandlung 34
Elektrische Erregbarkeit 18
— Behandlung 35, 36
Elektromassage 35
Entartungsreaktion 18
Entbindungslähmung 28
Enzephalitis, poliomyelitische 22, 28

5*

Enzephalitis, pontis 21, 22
— postvaccinalis 28
Enzephalomyelitis acuta disseminata 28
Enzephalitische Form 22
Epidemiologie 3 u. f.
Erbsche Dystrophie 29
Erregbarkeit, elektrische 18
Experimentelle Poliomyelitis 3, 11

Familienerkrankungen 13
Faradische Behandlung 36
Fazialislähmung, periphere 21
Fehldiagnosen 28
Feiung, stille 8
Fieber 14, 15
— künstliches, Behandlung durch 34
Fleischvergiftung 27
Flexner 3, 7, 10
Flußläufe als Übertragungswege 9
Form, abortive 16
— ataktische 22
— bulbäre 17
— enzephalitische 17, 22
— medulläre 21
— meningitische 17, 23
— pontine 17, 21
— spinale 17
Funktionelle Lähmung 29

Galvanische Behandlung 36
Gehörstörungen 22
Gelenksrheumatismus 27
Geschichte 2
Geschlecht 6
Gesichtslähmung, periphere 21
Gesteigerte Reflexe 18
Gipsbett 35
Gliederschmerzen 14

Handgänger 26, 37
Häufung vereinzelter Fälle 5
Haustiere, Erkrankungen der 9
Hauthyperästhesie 15
— -reflexe 19
— trophische Störungen 26
Heilungen 24, 32
Heine v. 2
Heine-Medinsche Krankheit 1, 3
Hemiplegie 22
Hexamethylentetramin 33
Hitzeeinwirkung auf den Virus 11
Hottinger 23

Husler 8
Hyperästhesien 15
— -pyrexie 14, 23
Hypertonische Kochsalzlösung 34

Iliopsoas 26
Immunisierung 11, 32, 33
Immunität 7, 32
Immunserum 7, 11, 32
Infektionsmethoden, experimentelle 11
Inkubationsstadium 13, 14
Interkostalmuskeln 17, 19, 24
Intrazerebrale Infektion 13
Invisibles Virus 10
Isolierung 30

Jahreszeiten 5
Jodtinktur 31, 33

Kältebeständigkeit des Virus 11
Kanada 31
Kehlkopfmuskulatur 22
Keimträger 7
Kinderkrankheit 7
Kinderlähmung, essentielle 2
— ohne Lähmung 38
— spinale 2
Kindesalter 5
Klavikularfraktur 29
Kling 9, 24
Kochsalzlösung, hypertonische 34
Kontaktinfektion 6 u. ff.
Kontrakturen 26, 35
Konvulsionen 23
Kopfschmerzen 14
Kramer 7
Krupp 22, 27
Krüppelhaftigkeit 25

Laboratoriumsversuche 11
Lagerung der Kranken 35
Lähmungsstadium 16
Lähmung, Abduzens- 21
— Fazialis- 21
— funktionelle 29
— Landrysche 19, 24
— postdiphtherische 29
— Pseudo- 29
— spinale 17
— Stadium 16
— Trochlearis- 21
— zerebrale, scheinbare 19, 29
Landbevölkerung 5, 8

Landrysche Lähmung 16, 19, 24
Landsteiner 3, 10
Lange, Fritz 37
Leegard 6
Leukopenie 14
Linder 4
Liquor 11, 15
Long 11
Longhin 6
Lumbalpunktion, therapeutische 34
Lumbalsegment 17
Lymphgefäße als Verbreitungswege 11
Lymphozyten im Liquor 14

Marantische Form 10
Massage 35
Mastdarmstörungen 20
Medin 2, 22
Medulläre Formen 21
Meningitische Formen 17, 23, 24
Meningitis aseptica serosa 23, 27
— tuberculosa 23, 28
Mikrokörper als Virus 10
Milch 10, 11
Mirsky 11
Moro 2, 31
Mortalität 24
Müller, E. 31
Muskelatrophie, spinale (Werdnig-Hoffmann) 29
— — Erbsche 29
— -schwäche, prämonitorische 15
— -transplantationen 37
Myelitis, enzephalitische 28
— transversa 19
Myotonia congenita 28

Nackensteifheit 15, 23
Neigung zur Besserung 18
Negererkrankungen 6
Nervenbahnen, Weg des Virus 11
Neuritis optica 22
Neuronophagie 12
Nichtauslösbarkeit der Reflexe 15
Noeggerath 34, 35
Noguchi 10
Normalserum 31, 33
Novasurol 34
Nystagmus 22

Oberarmlähmung 17
Öffnungszuckungen 18

Okulopupilläre Symptome 22
Olitzky 11
Operationen 37
Opticusatrophie 21
Orthopädische Behandlung 36

Paralysis of the morning 13
Patellarsehnenreflex 15
Pathologische Anatomie 12
Periphere Fazialislähmung 21
Peroneuslähmung 25
Persönliche Prophylaxe 30
Pettit-Serum 33
Pfaundler v. 8
Physikalische Heilmethoden 34
Pneumonie 27
Poliomyelitis 2
— fulminans 20
Polyneuritis 15, 20, 28
Pontine Formen 17, 21
Popper 3, 10
Postdiphtherische Lähmung 29
Postvakzinale Enzephalitis 28
Prämonitorische Muskelschwäche 15
Präparalytisches Stadium 13, 15, 31
Pregl-Lösung 34
Prognose 24
Prophylaxe 30
Pseudoappendizitis 20
— -lähmungen 29
— -paralyse, syphilitische 29
Pyramidenbahnen 19

Quadriceps 18, 25

Rachitis 29
Rasse 6
Reflexsteigerung 18
Reflexverlust 18
Reiche Familien 6, 8
Reinigung der Nase 31
Reisedisposition 8
Rekonvalenszentenserum 31, 32
Rektuslähmung 26
Rezidiven 27
Rhoads 11
Röntgenbestrahlung 34
Rosenow 33
Rückenmarksveränderungen 11 u.f.
Rückenmißbildungen 29
Rückenmuskulatur 17, 26
Rumpfmuskulatur 19

Sakralmark 16
Salol 33
Sanitätskommission des Völkerbundes 4
Schlaffheit 18
Schlafsucht 23
Schlottergelenk 25
Schmerzen 15
Schneider 23
Schottmüller 30, 31, 33
Schreiber 23
Schubweises Auftreten 27
Schutzimpfungen 31
— -mittel 31
Schweißausbrüche 14
Sensibilitätsstörungen 20
Septojod 34
Seröse Meningitis 23
Serumbehandlung 31 u. ff.
Serum, Normal- 31, 33
— Pettitsches 33
— Rekonvaleszenten- 31, 32
— Streptokokken- 33
Skoliosen 26
Sommergäste 8
Sommerkrankheit 5
Somnolenz 23
Spinale Form 17
— Kinderlähmung 2
— Muskelatrophie 29
Spitalerkrankungen 13
Spitzfuß 26
Sporadische Form 5
Stadium, Lähmungs- 16
— präparalytisches 13, 15, 32
— prodromales 14
Stadtbevölkerung 5, 8
Stammuskulatur 19, 26
Statistik 4—6, 25
Stationäre Lähmung 26
Staub, Virus im 9
Stechmücken 9
Steigerung der Reflexe 18
Steppergang 25
Stille Feiung 8
Strabismus 21
Streptokokkenserum 33
Strümpell 22
Stützapparate 36
Symptomatologie 13
Syphilitische Pseudoparalyse 29

Testmethode 29
Tetrophan 33

Therapie 31
Tierkrankheiten 9
Tod 24
Tonisator 36
Tonsillenoperationen 13
Tremor 15, 22
Trinkwasser 9
Trizepsreflex 18
Trochlearislähmung 21
Tröpfcheninfektion 8
Trophische Störungen 26
Trypaflavin 34

Übererregbarkeit, elektrische 18
Übertragung 3, 6—10
Unerregbarkeit, elektrische 18
Urotropin 33, 34

Vakzineurin 34
Vegetatives System 20
Veraltete Fälle, anatomischer Befund 12
Verbreiterungsart 7 u. f.
Verbreitungsweg im Körper 11
Vereinzelte Fälle 4, 5
Verlauf 24 u. f.
Verlust der Reflexe 18
Verschontbleiben von Gegenden 4
Verwechslungen, diagnostische 28
Vierfüßergang 26, 37
Vierhügel 16, 21
Virus 8—11
— autosterisables 11
— invisibles 10
Völkerbund 4
Vorderhornzellen 12
Vorläuferstadium 14

Wadenmuskulatur 18
Walgren 23
Wassertheorie 9
Wasser, Virus im 11
Wernstedt 3, 9, 14, 25
Wickmann 3, 22
Widerstandsfähigkeit, Herabsetzung der 13
·Wohlhabenheit 6
Wurstvergiftung 27

Zerebralen Lähmungen, Irrige Annahme von 19, 29
Zuckergehalt des Liquor 15
Zuckungen 15
Zwerchfell 20
Zwischenträger 9

Zerebrale Kinderlähmung.

Achillessehnenreflex 46
Agenesie der Hirnrinde 40
Akustische Reize 50
Allgemeine Starre 50
Amaurotische Idiotie 62
Amyostatische Form 60
Anfallsweise Starre 52
Angeborene Gehirnschädigungen 40, 42, 48, 51, 53, 54, 57
Anodenströme 63
Antenatale Ursachen 41, 48, 51, 53, 54, 57
Aphasie 47
Armlähmungen 44, 45, 49
Ataxie 47
— hereditäre 61
Athetose 47, 59
— bilaterale 56—58, 62
Atonisch-astatischer Typus 60
Augensymptome 51

Babinskireflex 46, 52
Bäderbehandlung 64
Bechterewreflex 46
Beinlähmungen 45, 49, 52, 60
Bevorzugung einer Körperhälfte 48
Bewegungsstörungen, s. Posthemiplegisch
Bewegungstherapie 64
Bilaterale Athetose 56—58, 62
— Chorea 57, 58, 62
— Hemiplegie 49
Bizepsreflex 45
Blutungen, Gehirn-, s. Gehirnblutungen
— Kleinhirn- 42

Chorea, bilaterale 57
Choreatische Bewegungen 56—59, 62
— Parese 57
Corpus subthalamicum 55

Dauerbabinski 46
Defekte des Großhirns 40, 41
Differentialdiagnose 61
Diffuse Hirnsklerose 62
Diplegische Formen 48 u. f., 59, 60
Diplegie, zerebellare 60

Elektrische Behandlung 63
Embolien 42

Endogene Erkrankungen 61
Entstehungsursachen 40
Enzephalitis 42, 48, 54
Epilepsie 41, 53, 60, 61
— symptomatische 60
Erweichungsherde 41, 42, 48
Etat marbré 58
Extrapyramidale Formen 40, 43, 55 u. f., 66
Extrauterine Schädigungen 42, 48, 51

Faradische Behandlung 64
Fazialislähmung 47, 49, 53
Familiäre spastische Spinalparalyse 61
Federnder Muskelwiderstand 56
Formen, amyostatische 60
— diplegische 44, 48 u. f., 59
— extrapyramidale 40, 43, 55 u. f., 66
— hemiplegische 44 u. f., 58
— paraplegische 43, 52
— pyramidale 39, 44 u. f.
Förstersche Operation 65
Fötale Schädigungen 40, 41, 48, 51, 58
Freßreflex 50, 54
Freud 39, 48, 50, 58
Fußklonus 52
Frühgeburt 43, 53

Galvanische Behandlung 63
Gastein 64
Geburtstraumen 41, 43, 48, 51, 53, 58
Gehirnblutungen 41—43, 48, 51, 53, 58
— -erweichungen 40—42, 62
— -schädigungen intra partum, siehe Gehirnblutungen
— -sklerosen, diffuse 62
— -tuberöse 62
— -syphilis 62
— -tumoren 63
— -verletzungen 42
— intra partum, siehe Geburtstraumen
Genuine Epilepsie 61, 66
Gesichtslähmung, siehe Fazialislähmung
Gliawucherung 41

Halsmuskeln 47
Haltungsanomalien 55
Hämorrhagien des Gehirns, siehe Gehirnschädigungen
Hautreflexe 46
Hemianopsie 48
Hemiplegie 44 u. f., 58
— bilaterale 49, 51
Hereditäre Ataxie 61
Hirn, siehe Gehirn
Hörvermögen 51
Hüftgelenksluxation 50
Hydrocephalus 39, 42, 63
Hyperkinesen 56
Hypertonische Formen 60
Hypoglossus 48
Hypokinesen 56
Hypophyse 66

Idiotie 38, 41, 50, 60
— amaurotische 62
Imbezillität 60
Innere Kapsel 59
Intelligenz 48, 51, 53, 54, 57, 60
Intrauterine Schädigungen 41, 48, 51, 54, 57

Jackson Anfälle 61
Joachimsthal 64

Kapsel, innere 59
Kinderepilepsie 60
Kinderlähmung, zerebrale 38
— im Säuglingsalter, Erkennung der 63
— ohne Lähmung 38
Kleinhirn 42
Kontrakturen 44, 46, 49, 50
Kopftraumen 42
— intra partum, siehe Geburtstraumen

Lähmungen 38, 45, 46, 49, 59
Latenzzeit 61
Little 39, 53
Luysscher Körper 55

Mariesche Heredoataxie 61
Massage 64
Meningitis serosa 42
Mikrozephale Starre 51
Mikrozephalie 40, 41, 51
Mitbewegungen 47, 49, 59
Multiple Sklerose 62

Muskelhypertrophie 52, 57
Muskelrigidität 44, 45, 49, 52, 56
— -transplantationen 65
Myoklonien 56

Natale Ursachen 41, 48, 51, 53, 54, 58
Nerven, Operationen an 65
Nucleus caudatus 39, 55
— lentiformis 39, 55

Operative Behandlung 64
Oppenheim 50
— -reflex 46
Optikusatrophie 38

Pallidumsyndrom 56
— -system 53, 55
Paralytische Pseudobulbärparalyse 54
Paraplegische Starre 44, 52, 53, 61, 64
Parese, spastische 39, 44
Parkinsonismus 60
Patellarsehnenreflex 46, 52, 57
Pathologische Anatomie 40 u. f., 48, 51, 58
Peritz 54, 64
Petitmalanfälle 61
Porenzephalie 40, 41, 51, 54
Posthemiplegische Bewegungsstörungen 47, 48, 58
Postnatale Ursachen 42, 48, 51, 54, 59
Pseudobulbärparalyse 44, 48, 51, 53 u. f., 60
— -mikrozephalie 41, 51
Putamen 39, 55
Pyramidale Formen 39, 40, 43, 44
Pyramidenbahnen 39, 40, 43, 46, 59

Radiumbäder 64
Radiusreflex 45
Reflexe 44, 45
Rie 58
Röntgenbestrahlung 66
Rossolimoreflex 46

Säuglingsalter, Erkennung im 63
Säuglingszappeln 57
Schreckreflex 50
Schwachsinn, siehe Imbezillität
Schwere Geburt 43

Sectio caesarea 43
Sehnentransplantation 64
Sensibilitätsstörungen 45
Sklerosen des Gehirns, siehe Gehirnsklerosen
Solebäder 64
Spasmen 63
Spastische Spinalparalyse 53
— Paraplegie 49, 52
— Paresen 39, 44, 49, 52
— Pseudobulbärparalyse 53
Spastizität 44, 48—50, 52
Speichelfluß 54
Spinalparalyse, spastische 53
Spinalwurzeldurchschneidung 65
Spitzfuß 46, 49, 52
Sprachstörungen 47, 50, 54, 57, 66
Starre, allgemeine 50
— anfallsweise 52
— mikrozephale 51
— paraplegische, siehe Paraplegische Starre
Status marmoratus 57
Stoffelsche Operation 65
Striatum 39, 55, 58
Subthalamicum, Corpus 55
Subkortikale Zentren 42, 55
Symptomatische Epilepsie 60
Symptomatologie 43
Syphilis 42, 48, 62

Tabes spasmodique 53

Tenotomie 64
Teplitz 64
Therapie 63
Thrombosen 42
Ticformen 56
Tonusveränderungen 55, 56
Torsionen 56
Transplantationen 65
Tremor 47, 49
Trigeminus, motorischer 48
Trizepsreflex 45
Trophische Störungen 45
Tuberöse Hirnsklerose 62

Übungstherapie 64
Umklammerungsreflex 50
Unterentwicklung der Gehirnrinde 40

Wächserner Widerstand 56
Wachstumshemmung einer Extremität 45

Zehenreflex 46
Zerebellare Diplegie 60
Zerebrale Fazialislähmung, siehe Fazialislähmung
— Hemiplegie 47
— Kinderlähmung 38
Zerebrallähmung, infantile 39
Zwangsstellungen 48, 49
Zysten 42

Manzsche Buchdruckerei, Wien IX.

MIX
Papier aus verantwortungsvollen Quellen
Paper from responsible sources
FSC® C105338

If you have any concerns about our products,
you can contact us on
ProductSafety@springernature.com

In case Publisher is established outside the EU,
the EU authorized representative is:
**Springer Nature Customer Service Center GmbH
Europaplatz 3, 69115 Heidelberg, Germany**

Printed by Libri Plureos GmbH
in Hamburg, Germany